U0393283

倡导自由探究
鼓励学术争鸣
活跃学术氛围
促进原始创新

新观点新学说学术沙龙文集 ⑧⑦

第三支力量——城市社区保护公众生命健康的医学救援

中国科协学会学术部　编

中国科学技术出版社
·北　京·

图书在版编目（CIP）数据

第三支力量：城市社区保护公众生命健康的医学救援 / 中国科协学会学术部编 .—北京：中国科学技术出版社，2015.5

ISBN 978-7-5046-6849-3

Ⅰ.①第… Ⅱ.①中… Ⅲ.①社区—急救 Ⅳ.① R459.7

中国版本图书馆 CIP 数据核字（2015）第 005028 号

选题策划 赵 晖
责任编辑 赵 晖 夏凤金
责任校对 何士如
责任印制 张建农

出　　版 中国科学技术出版社
发　　行 科学普及出版社发行部
地　　址 北京市海淀区中关村南大街 16 号
邮　　编 100081
发行电话 010-62103130
传　　真 010-62179148
投稿电话 010-62103182
网　　址 http://www.cspbooks.com.cn

开　　本 787mm × 1092mm 1/16
字　　数 150 千字
印　　张 7.25
印　　数 1—2000 册
版　　次 2015 年 6 月第 1 版
印　　次 2015 年 6 月第 1 次印刷
印　　刷 北京长宁印刷有限公司

书　　号 ISBN 978-7-5046-6849-3 / R · 1834
定　　价 18.00 元

凡购买本社图书，如有缺页、倒页、脱页者，本社发行部负责调换。

序　言

"第三支力量"，这个命题令人感到陌生又似乎扑朔迷离。通俗地讲，是维护现代社会、社区居民、公众生命安全的医学救援力量。简言之，是救人的力量，是"急救"或"救护"。

那为什么不直接地称其为医学救援，或急救、救护呢？道理很简单，因为这第三支力量往往要与第一支、第二支力量协同开展进行。也就是说，维护现代社会、社区居民、公众生命的安全，还需要有两支重要力量的支持与配合。

这是一个崭新的话题。但我已经用了半个世纪的心血与实践，而且愈来愈感到它的重要，不仅需要医疗卫生界的同行们关注重视，还要公安、消防及社会诸多公共服务部门，乃至全社会的关注重视，更要得到政府的强有力的支持才能实现。只有这样，以医学救援为主体的"第三支力量"才能在我国建立并发挥其救死扶伤的作用。

现在，我们已经到了必须而且有可能尽快地建立第三支力量的时机了。这是因为随着中国国力的日益增强，在世界政治、经济、科技、文化等领域更为活跃，面对城市常态下的各种急救事件大量增多，又受到国内外多种灾难突发事件的威胁。随着全球经济一体化，人类交往交日益频繁，医学救援一体化的"国际化"（与国际接轨）已成必然趋势。如果我们再是仅仅依靠传统的医院、城市急救中心、站工作的医护人员，从意识理念到知识技能、装备、模式、运行等已无法适应立足于医院外社区各种环境及重大灾害现场的紧急医学救援需求，无法有效（更不用说高效、事半功倍）救护伤病人。需要用现代救援理念和科技，学习借鉴发达国家成熟的理念和实践，建立我国医学救援的第三支力量。

自20世纪80年代初至今，我百余次地对此撰写相关的文章，向包括我国最高领导人在内的各级领导和向包括中央在内的各级政府提出建议，这些见意近年来愈来愈受到有关部门的重视。在中共第十八次全国代表大会召开前夕，即

2012年11月7日，应国家行政学院之邀，我作了《第三支力量——论城市社区保护公众生命健康的医学救援》的学术报告，受到与会者的关注。今年，又蒙中国科协领导及有识之士支持，以此为主题举办了第87期沙龙，众多专家发表真知灼见，令我欣慰之至。在建立了第一支力量“警察的治安”，第二支力量“消防的救灾”之后，相信第三支力量“救命”队伍的建立，必将会大大地保护居民、公众的生命安全及身体健康。

李宗浩

目　录

会议时间

2014年7月25—27日

会议地点

杭州之江饭店

主持人

李宗浩

李宗浩：

各位专家大家早上好，中国科协第87期学术沙龙现在正式开始。今天的沙龙和我们历来举行的学术报告会，无论是形式还是讨论的风格都有明显的不同，这也是一种创新。首先请允许我代表本次沙龙的承办单位，向在百忙中从全国各地前来参加沙龙的嘉宾和代表表示热烈的欢迎和衷心的感谢！

主办单位中国科协非常重视和支持中国医学救援协会。我很荣幸地能够担任第87期学术沙龙的主持人，今天将针对“第三支力量”——社会志愿者，这么一个重要、现实的问题进行讨论。一线救援在经济迅速发展的现代社会是个重要的专业。我们现在一方面在享受现代文明阳光，同时，也不时地被灾害的阴霾所笼罩，近十多年来大家都体会到了。所以这次沙龙要在学术的层面上，在学术的脉络上来进行讨论。我们要促进原始创新、活跃学术氛围、鼓励学术争鸣、倡导自由探究。

中国医学救援协会自从成为中国科协的团体会员的几年来，深切地感受到医学救援事业是一步一步地往前走，而中国医学救援事业可以说是一片尚未或者是刚刚开垦的处女地，在学术上处在一个萌芽时期，还没有获得社会的广泛理解认可和实质支持，在这个时候中国科协给我们提供了这么好的学术平台，所以我们要治学严谨地带领这支队伍，同时要切合实际，为社会做出贡献。今天来的专家学者，既是这次沙龙的积极参与者，也是社会医学救援中的骨干和重要力量。

今天的主题发言是第三支力量与志愿者队伍。什么叫第三支力量？我们首先回顾一下。可以说近半个世纪来，我们面临着一个比历史上任何时期都更频繁、广阔、更新的“灾害谱”。地震、洪水、矿难、台风、车祸、塌方等事件，如美国的“9・11”恐怖袭击，印度尼西亚的海啸，我国“5・12”汶川地震以及日本“3・11”地震。20世纪以来形势是非常严峻的。联合国大会将20世纪最后的10年作为“国际减灾十年”。十年减灾结束的时候联合国得出了两个理念，其中一个是使21世纪成为安全的世界，同时提出建设灾害的预防文化。我国也做了努力，成立了中国灾害防御协会救援医学会，一直到2008年年底成立了中国医学救援协会。过去的医疗，包括我们现在好多医疗系统的协会和学术，基本上都是在医院的围墙内（除了一部分公共卫生以外）。现在，我们这个中国医学救援协会，基本上是从医院的围墙延伸出来，或者是走出了大门，我现在讲的就是第三支力量。第一支力量是警察，第二支力量是消防，第三支力量是医学救援，我是这样定义的。我们重视警察的治安、消防的救灾，但是忽略了在现场、在社区面对常态和突发事件的医学救援，我认为这三支力量同样重要。

第三支力量——论城市社区保护公众生命健康的医学救援

◎ 李宗浩

我们重视警察的治安、消防的救灾，但忽略了医学救援在现场的救命。

20 世纪 80 年代，欧美日等发达国家（以及我国香港）基本上完成了警察、消防、急救三者在组织体制上的联合一体，工作运行上的有效机制，处置配合上的迅速有序，使得城镇社区日常即常态下的急救和意外伤害即突发事件在现场得到及时处理（包括呼救的受理、指令的发出）。如美国众所周知的“911”系统。现场医学救援的加入构成的急救医疗服务体系（EMS），其工作量居警察、消防之首。警察、消防、急救成为现代城市社区常态下维护社会稳定的三支力量。当遇到重大灾害群体伤害事件时，这三支力量更发挥了主体的救援作用。与此同时，再有相关灾害救援部门、人力、物资的及时加入，统一指挥和行动。2001 年美国“9・11”事件的现场救援，证明了上述三支力量，证明了 EMS 的急救医助（paramedic）、急救技士（EMT）现场的医学救援的实际能力和职业操守，得到了政府、社会、公众及学界的充分肯定。美国及一些国家近年来对此进一步的完善，使 EMS 的组织能力得到了进一步的提升。

我国恰恰处于长期以医院“围墙”内治疗为主的模式，来处置发生在围墙外无论是常态下还是突发灾害事件的急救，其结果不仅不是事倍功半，而是难以开展。为此，我认为在我国城市社区，应参照发达国家和我国香港的急救体制成功经验，对现有的医疗急救组织体制及运行模式必须进行改革，“裂变”成“第三支力量”。中国的急救应演变成急救医疗服务体系（EMS），以适应常态下和灾害事件的急救，并且对急救做真正意义上的普及，培训“第一目击者”，维护城市社区安定、国民生命安全，达到自救互救的目的。

这种改革应称为“裂变”，确切地讲是急救即立足于医疗卫生部门又融入社会安全体系，这是一场急救的“革命”。卫生行政医疗机构的领导者应理解支持，医护急救人员应身体力行，而政府及相关层面的领导者应以科学发展观引导、实施该项革命性的改革。

一、历史沉淀的回顾

现代医学科学的形成是由“慢”到“急”（慢性病到急重症），现代医学科学自 19 世纪形成以来的近 200 年间，取得了举世瞩目的进展。医学科学的不断进步，标志着人类在与自身、社会、环境、自然的发展协调中已逐步取得主动。

医学科学进展的排列程序大致为，先是对于生命过程中的各个阶段，生理病理、人体组织解剖学的多个系统，慢性疾病的治疗研究，然后才是对于危重急症及意外伤害的医院内的救治和少量研究。而在医院外，如家庭、工作环境、公共场所等现场，对危及生命等紧急事件的有效急救，对心跳呼吸骤停的急救即复苏还只有半个多世纪的历史。

至于对灾害事件中受到伤害的人员的现场急救，在 50 年前几乎是一片空白。尽管在历史上曾经发生过那么多次严重的自然灾害，但无论从科技文献，到人文记载，还是历史回忆和坊间流传，我们很难找到因灾害而采取医学救援的有价值的资料。

同样遗憾的是，无论是第一次世界大战还是第二次世界大战后，没有出现像南丁格尔、亨利·杜南这样有爱心及智慧、影响深远的人物。战场救护的理念，对于日常急救尤其应用于灾害事件救援的重要性、普遍性没有进入到正常社会中。究其历史原因之一是，20 世纪中叶前全球灾害发生相对较少，间隔时间又长，危害远非战争。

20 世纪后 50 年，社会相对稳定，经济发展，尤其 70 年代后高科技在世界范围内的迅速渗透，使人类相互交往、彼此关系密切的广度、深度达到了前所未有的程度。城市化进程加快，密集的人群需要依赖资源（饮食供应、能源）和公共卫生（污物、废水处理）。越是现代化生活的人群，他们更不能自给自足，成为依赖性强的人群。而现代化城镇的林立，社区的遍布，却是十分脆弱的地域，极容易受到包括恐怖在内的灾害袭击，迅速造成瘫痪。至于流行病等公共卫生突发事件，也易于在密集的人群中传播；喷气式飞机的频繁起飞降落，地球这端的“天涯”传染病轻而易举地在一天内传播到“海角”的那边。

随着人们生活工作节奏的加快，寿命的增长，医学模式的转变等，对于越来越多的危重急症和意外伤害事故尤其是灾害突发事件，提出大量的、高水平的紧急医疗需求，促使加速了在传统的现场救护的基础上产生了现代急救医学。现代急救医学又凭借高科技的“翅膀”，使急救医学的内涵日益丰富、外延更为扩展。灾害医学既是其主要内容之一，也是延伸。事实上，灾害医学与急救医学很难区分，只不过两者在造成危重伤病人的原因、环境的不同，以及人群受害人数等不同罢了。

1976 年，国际上著名的麻醉科、内外科医生在德国美茵茨（Minze）发起成立了急救、灾害医学俱乐部，不久，即更名为世界急救、灾害医学协会（World Association for Emergency and Disaster Medicine，WAEDM）。到了 20 世纪 90 年代初，因世界频频发生灾害，更名为世界灾害、急救医学协会（WADEM）。现在除了医疗卫生系统外，有更多的相关部门如警察、消防、保险、市政、工程、社区等机构的人士参加了协会。

灾害、急救医学协会是在社会进步中孕育、成长，也是人类在享受文明阳光的同时不断受到灾害阴霾的笼罩下催生、发展。

二、欧美的急救服务

20 世纪 80 年代初、中期，欧美等发达国家的急救工作经历了起步和早期发展阶段，随着社会的需求、运行的实践、法制的建设、相互的借鉴，原来的急救体制和运行状况已难适应社会、社区现实工作生活的基本要求。为此，一方面政府的重视和财政的加大投入；另一方面，“急救”逐步由医疗卫生部门一家独管或管得不力的状态中游离出来，普遍地由市政当局主导，24 小时全天候服务，随时接警出动。而消防又由昔日的“救火”队扩展并逐渐演变到综合的“救灾”队，并成为城市救灾、救人、救火的主体部门。

医疗急救纳入了消防体系是顺应了社会发展和客观需求。20 世纪 80 年代后，现代社会生活、工作模式，有相当部分伤病员需要“救援”状况与以往发生较大变化。即使在常态下，如车祸、旅途、景点急救，以及工作场所、家庭环境中遇到的首先需要予以脱离险境，然后才能对伤病人给予直接的急救，这一切，医生、护士是难以实施的。而消防体系具备适应了这一基本需求，并且采取增加对其进行现场医学救援知识和技能的专业教育培训。这类消防队员本身具备的救火救灾的职业教育、体能素质的 1，再加上适于现场医疗急救“再教育”的 1，于是 1+1 的技能构成，充实、提升了如美国“急救技士 EMT”。地方政府面对日常大量的居民需求和频频发生的交通、意外事故，以及偶然发生但影响社会安定的重大群体性突发灾难事件等，为了“保一方平安”，对急救体制从紧急呼救到付诸实施的全过程的机构设置，基本上都采取隶属于市政当局，建立 24 小时全天候的专业急救机构和服务，即城市“医疗急救服务 EMS”。

Emergency Medical Service（EMS），它是隶属于当地的政府，公共服务，而并不是属于卫生行政部门的。它的服务又往往以“消防”（Five），有时也与“警察”（police）联系密切。Five 和 police 的服务也常常需要得到 EMS 的协助。所以，这三者构成了维护城市安全、保护公众生命的基本综合力量。而医学救援的行业、学术团体、大学的急救医学专业的著名的专家学者，多是当地 EMS 的医学救援的领导者（Medical Director），负责 EMS 人员的医学救援技能的教育培训与提高，日常医学救援的高层管理。

所以，由 20 世纪 80 年代至 21 世纪初，欧、美、日等发达国家的急救体制基本上都以美国（及北美加拿大）的 EMS 形成一体。尽管不同国家有其本身原有特点，但随着人类交往频繁尤其是全球经济一体化，EMS 越来越适应现代社会需求。如在急救起步较早、普遍受到国人重视的日本急救，本有较好的消防体系，但其医学能力不足，近十几年来在消防队员 的技能和救护车医疗装备上“大力加强”，已有了长足的进步，在 2011 年 3 月 11 日宫城县发生 9 级地震并引起海啸，以及随后核泄漏等救援上发挥了先锋、主力的医学救援作用。

EMS 承担常态下急救自不待言，而在重大灾害事件、群体伤害救治上，如 2001 年美国“9·11”特大恐怖事件也得到了考验。EMS 中的急救人员（Pararnedic，EMT）的职业道德和救灾、救人的能力为社会和国际急救界同人充分肯定。美国亚特兰大、洛杉矶夏季奥运会以及 2002 年盐湖城冬奥会的运动场馆的医学救援力量，主体部分也是当地的 EMS。

三、中国急救的“软肋”

20世纪50年代我国在全面学习苏联的态势下，一些大中城市开始建立专业急救机构——急救站，隶属于卫生行政部门，承担城市居民的日常急救和公共场所重大突发灾害事件的医学处理，并向公众普及基础急救知识和技能。在大城市如北京、上海开始建立急救网络，缩短急救半径，以尽快到达现场。

当时在国家刚刚解放、经济尚处于困难之中，政府即能重视并开展这项工作，对于公众而言，这是“雪中送炭”，是受到欢迎的，是政府的“德政”。但是，由于经济的制约及有关部门对此的重视程度，以及传统的医学模式，急救站机构条件及人员工作状况差等诸多因素，急救工作总体发展很慢，技术水准不高，多限于现场初救和运输，难以满足市民所需。当20世纪60年代后国家经济有所好转，急救工作刚开始受到重视，不久，爆发了“文化大革命”，使事业受阻。

20世纪80年代初，1980年中国十个大中城市急救站创建并得到了卫生部的支持，在北京召开了新中国成立以来第一次急救工作会议。不久据此颁发了中华人民共和国卫生部《关于加强城市急救工作的意见》的文件。文件指出，急救工作对于国家建设和人民健康的重要作用；明确急救站的性质和任务，对医院成立急诊科等也作了相应规定。同时成立了中国急救医学研究会，加强急救机构、急救医学工作者的联系和学术交流。这次会议及颁发的文件，有力地促进了80年代改革开放形势下急救医学事业的发展，开创了我国急救事业发展的新阶段。

1982年，首都的北京急救站在国家外经贸部、北京市人民政府的支持下，与意大利政府外交部商谈共同建立现代化的北京急救中心项目，谈判成功，得到意大利政府800万美元赠款后，重庆急救中心项目也随后建立。1987年后，卫生部及世界银行关于区域性卫生项目中，“急救”也列为重点之一。在现代急救管理理念和发达国家在此领域成功经验基础之上，结合中国国情，选择较发达地区（浙）和待发展地区（赣、陕）三省六市建立参照欧美国家的成功经验，尤其是城市急救网络体系和公众参与的“大急救”理念的急救中心。

应该说，在20世纪80年代的十年间，我国的急救事业紧随改革开放，迈出了第一步。它的启动与发达国家正在大力发展的急救事业基本处于同一时期。

正如历史上某些事业在发展中的曲折一样，由于医院框架的传统作用，急救机构直接领导者的理念、知识的局限，部门利益左右，以及体制机制的影响等诸多原因，致使我国第一个现代化的急救中心未能按照国际先进的成熟模式和中国政府高层及卫生部的理念，不能执行北京市政府在 1988 年对北京急救中心开业方针正确、明确的批示，北京急救中心要以院外急救为主，形成城市急救网络，缩短急救半径，提高现场急救水平，加强公众急救教育，开展现代急救医学的研究教育，千万不要把急救中心办成医院，科学的、正确的批示得不到落实，而是办成了医院模式。但事实上却办成了医院的模式。由于北京的地位、急救中心的实况不可避免地影响了其他城市在创建急救中心、站及功能，在行业学术上也趋向医院内的急诊框架，急救学术制约在医院的“急诊”之中，急救行业是在医院协会之内。这种现状就使得在 20 世纪 90 年代到 21 世纪初的几年间，在急救的发展进程中举步维艰。

随着国家城市化进程和经济的迅猛发展，尤其是突发公共事件灾害事故的频频发生，医院模式、不形成急救网络结构的急救中心体制，已无法适应形势，现实促使这种急救体制必须尽快变革。“急救社会化，结构网络化，抢救现场化，知识普及化”的现代急救理念，针对当时以医院模式办急救中心而提出的“大院外、小院内，大网络、小中心，大科教、小机构”的原则，也逐步被接受。尤其在中央及北京市政府的关注、指令下，2004 年政府采取了将急救中心设置的病床撤销等重要措施，重申了急救中心的功能，使急救事业开始迈向正常的、现代的、与国际同步的轨道。

但是，长期形成的医院为模式办急救专业机构的理念、以医院“围墙”的知识技能为主导的运转，使得我国的急救事业难以适应现代化社会发展和切实的需求，与国际成熟先进的“急救医疗服务”（EMS）难以接轨，在急救普及上，也难以开展“志愿者”队伍中十分重要的“第一目击者”教育与实践。

医学救援体系“软肋”更表现在：

（1）政府统领医疗救援工作的体制、机制尚未建立，各相关部门机构缺乏协同。医学救援是一个“大救援”理念和行为。政府虽在采取措施解决这一问题，但仍没有一个专门机构来全面系统研讨我国现代救援事业的发展和相关的诸多实际问题，仅仅协调“大救援”是远远不够的。

（2）我国医学救援发展滞后，对医学救援总体而言仍多理解为医院的急救急诊，难以应对在现场发生的各类灾害、事故。目前我国尚无专门的医学救援研究机构、人才培训基地，救援医学也没有纳入医学院校的教学内容。“救援医学”至今设有学科，在科学领域里没有“名分”，没有“户口”，只能时而用“急诊”、“公共卫生”扭曲地来申请课题、项目，极不正常。医学救援科研项目缺乏，即使个别城市设立的急救课题仍是以医院模式框架于现场，致使在我国频发的各种灾害事故中缺乏理论的指导，经验的借鉴，处于被动应付的局面。

（3）院外医学救援的组织形式和筹资渠道单一，全部由政府来办的“独家经营”，缺乏“急救社会化”理念，没有发挥社会多方的积极性，没有利用社会支持、民众参与的资源。我国除了政府部门举办的医疗救援机构之外，没有相关的政策来支持、扶植民间社团来辅助政府部门开展医学救援事业。

（4）我国医学救援模式不规范，与国际通行的管理体制不接轨。发达国家普遍对院外医疗救援建立了全国统一的模式，并已收到明显成效。一般都是由消防体系中的医学救援部门承担急救任务，与警察、消防实行统一的呼救号码。从事这一工作须经过专业训练，有执业资格，适应现场工作的医学救援人员。

统一呼救号码（如美国“911”，日本“119”，我国香港“999”）实质上反映了救援的一体化和综合性，适应了现代社会社区对突发意外伤害以及危重急症的处理需求，从而达到及时、有效急救伤病人之目的。我国现行的由政府卫生系统管理的医疗救援部门，其理念、模式、结构、知识、技能难以在现场有效地开展对包括恐怖事件在内的各类意外事故之处理，此次汶川地震的救援中，此“软肋”暴露更为突出，今后工作难度将更大。

（5）社会急救资源，尤其是国民经过规范培训教育而获政府授予的（或主管部门授权的机构）“第一目击者”是急救的重要力量，在我国长期以来开展较差或严重不规范，致使这支重要的为数最多最能在现场发挥作用的广大人群无法及时、有序、有效地参与 CPR.AED 等，未能在现场得到法律认可“免责”的参与。

四、建立“第三支力量”

我国在全面建设小康和当今城市化进程高速发展的大背景下，在应对严峻的突发灾害挑战和常态下公众对急救需求急迫增长态势下，以警察、消防共同形成保障安全、维持秩序、救护生命的常态体系中，城市社区建立的医学救援为主体的“第三支力量”已是当务之急。而警察、消防、急救这三支力量在欧美发达国家已有成果成熟的经验。

人类文明的成果应该共享创建、实施“第三支力量”，我们有历史重任更有现实责任。

（1）以国家利益为最高原则，整体规划我国医学救援体系，统一规范医学救援模式。建议国务院统筹协调有关部门，把我国城乡医疗救援体系的建设和四个应急体系纳入国家统一的救援体系。从国家的整体建设出发，对医学救援体系进行系统的规划。中国的急救体制应当与国际 EMS 相同步，并根据国情作相应调整。

（2）尽快统一全国紧急呼救号码。这不仅方便民众，更有利于救援资源的整合利用，各类救援机构行动的统一、协调、高效。具体步骤早期可“统一接管、分类处理”。

（3）由国家设立课题项目，明确关于医学救援体制、机制与法制建设的科研项目，为国务院及卫生部等有关部委制定政策、实施行动，提供科学、实用依据，避免克服当前头绪纷杂、研非所长、教非所学、普遍开花的状况而浪费国家科研、培训项目经费。

（4）发挥非政府社团组织参与医学救援事业，扶植民间救援研究培训机构。社团、研究培训机构，开展对专业机构的体制、机制及人员的知识技能、装备标准规范（尽量国产化）的研究，对专业、民众进行现代救援培训的教育。

根据我国香港特区的做法，以政府主导支持、社会上的医学救援志愿者组织成立的“香港医疗辅助队”是一个成功的经验。不仅参加救援培训且捐助钱财，减少政府开支。由社团组成的医学救援志愿队，它将是专业救援机构的重要补充，使现代城市紧急救援体系更加完善，紧急救援机制更加健全。

（5）创建我国医学救援学科建设，加强医学救援人才队伍建设。目前我国徐州医学院在 2005 年创建的这门新学科的工作，已受到有关方面的重视。2010 年又建立了救援医学研究所，开设“医学救援”课程。

根据国际上成功经验，专门为从事 EMS 的“紧急医助”“急救医助”“急救技士”的专业应尽快建立，建 1~2 处基地。一两年后，我国即可培养出第一批此类职业人才。

（6）开展公众对医学救援知识、技能的普及教育，规范社会培训工作，增强公众应对突发灾害事件的安全防范意识，在全社会广泛开展以“自救互救”为基础的医学救援知识、技能的普及教育，在重点行业，如公安消防、社区保安、旅游交通、宾馆饭店、服务行业中“第一目击者”的急救培训，取得劳动部门核准的相应资质。

吴永平：

三年前，在长沙的会议，我们一起参加了。确实每参加一次，都得到很多体会，在实践中得到启发。第三支力量，说明白一点就是上升到理论上的医学救援。警察、消防、急救三支队伍中，实际上最重要的还是生命的急救。把医院外的病人安全地送到医院，需要医院外的急救，包括现场和转运。院外急救除了在陆地进行外，还有空中的、海上的救援等。这除了需要我们医院的队伍外，还有志愿者。这次沙龙的主题主要围绕第三支力量和志愿者队伍。我觉得沙龙上没有框，大家可以自由发言，把一些新的理念带上会场。新思想，新想法，新观念相互交流，相互碰撞，从而相互促进。我们这里有来自全国各地的专家学者，可以自由发言，充分发表自己的观点。

曹广文：

我是第二军医大学流行病学教研室的主任，在学校里主要讲“灾难医学”这门课。主要从事肿瘤进化发育学、传染病分子流行病学和灾难医学研究。我们作为解放军也参加了一些灾难救援工作，比如说汶川地震的救援、SARS 暴发救援、登革热暴发应急现场处置等工作。我对灾难医学有这样的认识，我觉得任何一个科学问题离开了大众的参与，它的意义都大打折扣。灾难是我们现代社会，尤其是城市人口密集区的健康和生命威胁的一个很主要的因素。在强调救援治疗的同时，我想应该把灾难预防提到一个很主要的位置，很多人不谈这个问题，认为灾难无法预防，归罪于上帝之手。事实上大家知道，灾难是可以预防的。这个预防是什么呢？比如说你无法让地震不发生，但是你可以事先做一些灾难资源储备和准备工作，可以大大降低地震造成的损失。

我们经过这么多的救援，灾难救援中最主要的是灾民的自救互救能力，自救互救能力强，灾难造成的后果就不那么令人难受，救援效果会很好。那么自救互救能力来源于什么？来源于我们这个社会对灾难基本知识的普及、灾难救援基本能力的普及，这是体现一个社会的文化程度和文明程度的关键指标，所以说我们要提灾难预防这个问题，一定要考虑到这个社会的文明程度和民众受教育程度。这个教育来源于各方面，比如说老百姓日常接触的电影。我不知道大家有没有注意到这样的细节，就是看一些电影的时候，发现有一些镜头拍的是错误的，明明看到心电图已经是一条直线了，“当当当”打几下就活过来了，我们大家知道这是错误的，但是老百姓会认为是对的。大部分人没有接受到与灾难救援相关基本知识的教育，当真正灾难来的时候，医护人员累得够呛，实际上救援效果不好，所以要提高教育程度来预防灾难造成的严重后果。我觉得要在电视、媒体上多宣传，比如说像ABC基本救援知识这样的问题。A是指气道通畅、B是指人口呼吸、C是指心肺复苏。比如对人口呼吸的操作，国外做得很好，我们国内的警察有多少能正确实施心肺复苏的？现在我们的公共教育，包括小学教育、中学教育现在开始重视了，但是这些人要长大又需要20年，我们的成年人会做多少这样的工作？这是我要讲的第一个问题，反映了一个社会的文明程度。我们在汶川救援的时候，真正进去已经是三天以后了，有的打开房屋以后发现受灾群众就死在几个小时之前，所以说老百姓如果有一定的自救互救的能力，社会有一定的知识储备，那后果是不一样的。

第二个问题就是我们大家都是医生，对“灾难医学”的定义和教育还做得不够。我们军队常规非战争军事行动就是灾难救援，但是这方面的教育可能还没有跟上。刚才了解到徐州医学院开了急诊医学课程。但是急诊医学不等于“灾难医学”，我们第二军医大学开设了“灾难医学”的课程，我觉得这个课程现在非常非常的要紧，大部分在座的都是院前急救专家，可以在这方面呼吁呼吁，我们的医学课程多少年不变，那么毕业的医生的能力就有限，所以我们应该适应科学的发展和人民群众对健康和灾难发生时对群体和自身安全的需求，去面向大众，面向未来。

田建广：

李宗浩会长发言的题目，我觉得有几个关键词值得我们去思考剖析一下。

第一个就是城市。前面的专家都是围绕灾害在讲，也就是地质灾害或者自然灾害，比如汶川地震、雅安地震、甘肃舟曲特大泥石流，我想这可以归类于“天灾”，而今天我们要讨论的更多的可能是“人祸”，也就是要考虑如何来应对人为因素造成的灾害性事件或事故。

大家知道，现在城市化进程非常快，对上海这个特大型城市来讲，7000平方千米的土地上生活着2400多万人口，还不包括数以百万计的流动人口。最近几年城市安全问题越来越凸显，就在最近，也就是7月21日，打浦桥隧道里面有五辆车连环相撞，几十个人受伤。还有2010年发生的“11·15”火灾，28层的高楼着火，我们却没有非常有效的办法去救援，结果导致58人遇难。2011年9月27日的地铁10号线追尾，导致270多名乘客受伤。

城市安全问题已经摆在我们面前，城市、社区安全如何来保障，这是城市之觞，应该痛定思痛。“城市”这个关键词真的值得我们去认真思考。

第二个关键词就是“第三支力量”，前面几位专家所阐述的都很有道理，我在这里仅提提我个人的看法，不一定对。正如刚才李会长所讲，在突发事件发生时，救援工作绝非是单一的个人、单一的组织所能够完成的，而是需要社会的很多部门协调配合、共同参与，我想这里面应该有三个方面来参与，也就是政府、企业还有社会。

首先是政府。政府应该是提供发展规划、提供高级生命支持，也就是统筹组织院外急救和院内急诊的专业力量。

第二个就是企业，我为什么要把企业作为重点提出来？因为现在不是“小米加步枪”的时代，我们看到汶川地震救援的时候搞的还是人海战术，凭的还是激情。现在是拼信息、拼装备的时代。

救援过程中，因为路段坍塌受阻，我们的人员装备进不去，错失黄金救援时机，说明我们的很多装备技术还需要去发展，企业在这方面大有可为，需要不断地去创新和发展新技术和新装备，尤其是通讯技术。

在海湾战争中，我们看到美国的空降师可以把坦克、火炮通过空降的办法快速运送到前沿阵地，而我们却只能眼睁睁地滞留在救援的路途上。“信息孤岛”

背后是一双双等待救援的无助的眼睛。最简单的一个例子就是我们现在使用的救护车，目前为止还没有一个专业的厂家给我们提供专业的救护车，都是经过改装，改装之后的性能依然达不到我们所期望的要求。现在已不是“小米加步枪”的时代，我们的装备、技术、信息需要去完善，需要去发展。因此我认为应该有更多的企业纳入这个体系。

第三个就是社会。公众生命健康的维护，离不开政府提供充足的公共资源，离不开整个社会的共同参与，也就是志愿者队伍的健康发展。在这方面，对我触动最深的就是德国，德国有一个法律就是兵役法，要求每个人都必须要服兵役，但是也有例外，如果你做志愿服务时间够长的话，就可以不服兵役。很多人通过选择做急救志愿服务替代服兵役。

如果由我来定义的话，我宁愿把社会的志愿者队伍定义为第三支力量，通过他们的自救互救，在黄金救援时间里达到救治效能的最大化。因为无论如何我们的专业救援是有时间极限的，也就是说当发生突发事件时，我们的专业救援力量不可能恰好就在现场，这种事情的概率极低，最重要的还是要依赖当事人的自救互救。

要充分发挥社会的力量，必须要有立法作为保障，在国外有一个“好心人法”，叫撒玛利亚法，也称《无偿施救者保护法》，是美国、加拿大、欧洲的法律条文，是给伤者、病人的自愿救助者免除责任的法律，目的在于使人做好事时没有后顾之忧，不用担心因过失造成伤亡而遭到追究，从而鼓励旁观者对伤、病员施以帮助。大家都很期待这样的法律法规在国内施行，杭州在这方面已经先行先试，我们上海在这方面也在积极努力，我相信好的东西会被大家接纳的。

但是要充分调动社会的巨大潜能，离不开正规的急救技能培训，只有这样才能从根本上消除“不敢救、不能救、不会救”。没有接受正规的急救技能培训，就会心有余而力不足。在这方面我们应该、也完全可以借鉴美国AHA的做法，它有一套非常规范的标准和流程。急救技能培训是一种行为教育，不能仅靠简单的课堂、理论说教，而是要亲身体验、动手实践。应该从“娃娃”抓起，就像过马路知道“红灯停，绿灯行”一样，内化于心，外化于行。

目前国内还没有哪个协会、学会或机构来推行这件事，我们完全可以借助

"中国医学救援协会"这个平台，制订培训标准和规范，颁发资质证书。做到全国培训操作模式一样，要提升一块儿提升，要改变一块儿改变，不再按照个人意愿随心所欲地去做。院外急救和院内急诊这些专家应该充分利用他们的专业知识和临床经验来制订标准规范。

最后，我想说，要实现在突发事件发生时，实现理性、科学、有序救援的目标还任重道远，还有很多问题和困难有待有志之士的不懈努力去解决和克服，还需要整个社会多个部门共同来参与，共同来思考。但我相信今天是个新的起点，在不久的将来我们的这些想法会变成一种现实。

邓明荣：

我是浙江大学管理学院研究物流与供应链管理领域的。如果把医学救援看成一个个战役的话，物流都是其后勤保障，决定其能否打赢的一个重要保障。物流管理的目标就是要将正确的物资，在正确的时刻，运送到正确的地点，而且成本要最低。令人痛心的是前两天海南发生台风灾害时，两位干部因为采购应急物资不幸被洪水冲走遇难，另外很多灾民收到的面包竟是发霉变质的，海南的温度在35℃以上，救灾人员却送去大量的被子。所以我觉得灾难救援当中物流这一块是非常重要的内容，包括物资的储备场所、运输方式和库存管理等问题。现在民政部已经准备在北京、天津、沈阳、合肥等18个城市建立中央物资储存库，建立物资保存体系，这是一个良好而重要的开始。从理论上讲，物流管理在企业经营角度已经研究得非常深入，但是在灾难救援当中我觉得应该是一个新的命题，因为我们在企业经营过程中关注的重点是降低成本、考虑经济效益，但是在救灾这方面它的目的就不一样，更加考虑公益性和及时性。所以在什么地方存放什么样的物资，存放多少，我们的医学领域要考虑到需求。要建立多层次、多主体相互协同的物资库存体系。中央仓库里面可能放的是需求不稳定、价格昂贵的医药药品，但是对于需求稳定，有时候量比较大的，比如常用药品、食品、饮用水等物资可能就要放在二级仓库里面，所以物资怎么放，我觉得是一个很重要的问题。另一个重要的问题是信息的处理过程，没有信息的支持，物流系统就会瘫痪，要重视数据积累，持续改进。对于一个企业物流系统，从战略层面就是研究有什么样的需求，然后怎么样去降低成本、提高效率，但是在医学这方面又是不一样了，它可能涉及多方的力量，各方物资怎么样使用的。物资也有多方的来源，一些捐助的人也希望知道那些物资是怎么样使用的，所以你得把它记下来，去追踪整个救援过程，使人们的行动更加透明，这也有利于分析决策，将来知道物资怎么样利用，怎么样保存。救援物资还要与其他系统共享、轮换，像以前电力物资的储备，有一年发生雪灾了，大家就发现电力救灾物资很重要，后来就建立了几个大的应急库，例如嘉兴就有一个，但是后来嘉兴周边就没有发生类似的灾害，应急库里的物资也没发挥作用，所以物资如何与其他系统共享，怎么样调换是一个很重要的问题。例如，跟地方的物流园区充分结合运用。所以这是一个多方协作的信息系统，要建立一个信息平台，对救援活动和物资应用进行跟踪。现在信息技术在不断地发展，通讯方式也是多种多样，有物联网技术、QQ群、微信圈等，信息收集更加容易，以前发生一个灾难信息的收集可能比较慢，现在是非常快的，但也带来了虚假信息、信息安全和个人隐私等问题，在我们医学救援里面促进信息化改革，也是非常重要的一点，例如最基本的，物资的代码怎么样标准化，各个主体应授予什么样的权限，数据存放在什么地方，等等，都要形成标准，便于管理。

蔡文伟：

我现在给大家分享我在映秀抗震救灾的几个感受。第一个感受就是我们讲的物质储备，刚开始的时候什么物质都没有，到最后是全国各地发来的抗生素可以用200年用不完，这是第一个问题。大米，堆到里面，和农药放在一起，大米烂得一塌糊涂没有人管。第二个，因为映秀是地震中心，电视台也往那儿挤，有的救灾力量都在等着电视台去露脸。结果是去了无数个救援队，把环境弄得一塌糊涂，厕所都没法儿上。留下一堆垃圾，一次性的塑料盒子。军队干什么呢？实际上就是扫垃圾，不是救灾，是救那条街的垃圾。很多人趁机盗窃，所以我们的救灾管理一塌糊涂，谈不上科学，是乱。我们过去把急诊医学和灾难医学摆在一起，但灾难医学一定把公共卫生放进去，就是急救医学、应急管理家公共卫生，大灾之后有大疫的问题，厕所放在什么地方很有学问的。当时我们在防疫地设了一批厕所，但是很多人还是不文明如厕。大家去救灾了，目的都是很好，但是到最后就走样，出现了不该有的事情，这完全是管理上的问题物资储备方面要科学，救灾的安排也要科学。

吕建农：

我来自徐州医学院急救与救援医学系。我们从2000年就在学校里正式开始搞急救医学专业教育了。今天我想首先就社区急救提几个想法。在城市里的急救主要以“120”出动救护车进行救护为主。现在城市规模不断扩大，机动车（尤其汽车）的保有量在快速增加，道路交通堵塞的情况也越来越严重。当老百姓遇到紧急情况需要急救时，很难保证“120”救护车在5～10分钟内到达现场，并快速转运患者到医院。因此社区急救体系的建设很重要，尤其是现场急救。通常急救站离病人、离现场越近的，救援的效果就会越好。那么在社区里面，离病人、离现场最近的应该是社区的服务机构。在这里我要提出的是在社区服务里要增加医疗站的建设。尽管我们也看到有区卫生服务中心，但远远不能满足老百姓的需求。我们要从战略的高度来规划设计社区医学救援体系，尤其是最基层的社区医疗站的建设。在多少人口或大小的范围之内建设，配备哪些设备与人员，这需要研讨。社区医疗站负责相应区域内的人的健康问题，同时负责普及与指导老百姓在突发事件发生的第一时间内的自救与互救的知识与技能。医疗站的建设需要政府的投入。医疗站的医护人员要定期接受正规化的培训，并获得相应的资质。对于医疗站医护人员的培训，医学院校有很好的资源。2014年上半年在长沙我们学校向中国医学救援协会提出了利用学校已有教育设施和专业师资队伍，建立“医学救援人才培养基地”的申请，并获得理事会的一致通过。有了这样的基地，我们就可以设立面向社区医疗站的医务人员的培训项目。当然有条件的三级综合性医院也能承担部分的培训任务。这个要统筹规划。另外我们还要高度重视空中医学救援的问题。在道路交通难以应对救援时，空中救援具有快捷高效等优势，值得呼吁与推进。

第二个讲的是志愿者问题。这里我讲的是参与医学救援的志愿者。因为现在讲到志愿者，大家都说愿意去干，不管能不能胜任，就去干了。医学救援是很特殊的工作，如果你救援不当，就会对被救者造成二次伤害。参与医学救援的志愿者必须具备一定的资质。在香港特区，从事医学救援的志愿者，他们本来就是医疗岗位上的工作人员。他们具有相应的能力，并接受培训，然后参与救援的活动。这值得我们借鉴。由于人命关天，我觉得参与医学救援的志愿者要有一个基本的资质。我们可以制定一些行业规则，对符合基本条件者实施相应的培训，让其获得相应的资质。平时还要规定其参加各种活动，不断积累知识和技能。哪些人可以参加医学救援志愿者队伍？我觉得在职或退休的医护人员，在校的高年级医学生最为合适。志愿者队伍的建设需要运作资金，我们呼吁红十字会、慈善组织、社会团体、企业和个人资助。现在更多捐赠是在灾害发生后，这需要，但还要倡导人们在平时公益性捐赠。这有利于公益性组织，如志愿者队伍的发展。

李宗浩：

香港特区的志愿者队伍好多都是很有钱的，他们的演习、服装很规范的。很多人愿意拿钱出来做这种公益性资助。值得内地学习。

吕建农：

甚至他们的救护车等救援设备都是很先进的，这很大程度上得益于社会的慈善捐赠。

李宗浩：

我们要利用社会资源，更多的应该是社会的力量。

吕建农：

我觉得就是要通过这种资助途径，来支撑公益性事业的发展。我们的媒体要多多呼吁社会团体和个人参与慈善事业，政府要鼓励大家去做这种公益性事情。

陈长水：

我来自宁波市急救中心，曾经在卫生行政部门、采供血机构工作过，长期从事卫生行政和血液、院前急救管理工作，对发生灾难事件的医学救援有过一定的感受。

“越是现代化的社会，越是脆弱；越是现代化城市的居民，越需要我们的帮助”。随着我国经济社会发展的快速转型，社会业已存在的矛盾没有及时消除，甚至有所积累，以及个别民族矛盾、周边国家矛盾和国际安全形势不确定下，云南昆明火车站、新疆闹市区、杭州和广州公交车等均不同程度地出现了灾难事件，令人痛心。近一周中就有乌克兰马航 MH17 空难、台湾复兴航空 GE222 次航班紧急迫降时失事、阿尔及利亚航空一架客机坠毁等灾难事件，灾难总是突如其来，令人猝不及防。我们要对死难者表示哀恸，各种心痛，都是人之常情，让人感同身受。但活着的人更加要去反思，尽管原因各不相同，如何去预防、如何去减少伤害？我想这是我们共同交流的话题。

第三支力量的必要性：把院前急救或者院外急救与警察、消防并列称之为“第三支力量”的提出，我在两年前由中国医学救援协会在深圳举办的学术年会上已经听李宗浩会长介绍过，我十分赞同这个论点，这也反映了社会的进步，充分体现了“以人为本”的服务理念和对生命健康的关注，从 SARS 后期，国家陆续出台了《突发公共卫生事件医疗救治体系建设规划》《农村急救体系建设方案（2011—2013 年）》以及 2014 年出台的《院前医疗急救管理办法》，对建设急救体系、规范急救工作提出了进一步的要求。其实在社会管理创新实践中，第三支力量与警察、消防的协同配合已经有了一定的基础，以我们宁波为例，三年前我市建立了以市公安局为牵头单位的 110 社会紧急救助服务工作联动机制，应对社会群众求助。2013 年“110”社会紧急救助服务工作 22640 起，我们院前急救就出动了 10641 起，占 47%；2014 年 1～6 月，110 社会紧急救助服务工作 12232 起，我们院前急救就出动了 5958 起，占 48.71%，而与此同时，消防工作量相对小了许多。从医学救援角度来看，只有急诊医学体系的三环（院前—院内—ICU）还是远远不够的，刚才吕教授谈到，就是我们 10 年的院前急救模式，从接到报警到现场，其实这个过程现在由于城市交通的影响，是无法估计的，我们统计下来，我们院前急救反应时间也需要 10 分钟左右，从黄金时间来衡量，对抢救患者生命效果不明显，更加需要现场救护，形成“四环”。因此这个时间从医学救援的角度、从生命的角度来讲还是不够，所以我们的现场救援是十分重要的，离不开我们的志愿者队伍。我们目前的医学救援中，可能还存在这么几方面的问题，因为有其突发性、多样性、意外性等，我们从体系建设来说还不够健全，同时医院急救的力量也相对比较弱，同时医学救援的机制还是不够完善，力量比较分散，尤其是到现场的时候，缺乏统一高效的现场的救援，特别是现场管控。这一点特别是我们汶川地震的时候体现得很明显，我们的志愿者都热心地去了，但是救援不科学。

从政府层面来讲，我觉得政府整个对灾难医学的危机意识和工作还有待加强，有的时候领导是讲了应急管理，但是真正落地的时候，可能这方面还不够。就是要落地，可能还要有一定的前期的准备，这方面可能就有不足；另外一点是我们自己本身的技能，我们的医学救援还是要有一定的专业性；同时我觉得志愿者的行动还要有法律的保护，从老百姓角度现在碰到的问题来说，即使提供帮助了，向好的方面发展了，他们可以接受并表示感谢，假如没有得到需要的效果呢？最近好像有一起南京的事件，人家志愿者成了被告。所以说针对这些问题，我倒有这么三方面的想法：

第一个，应对突发灾难性事件，政府的决策者、我们三支力量和志愿者的参与要有效地结合起来，我想从政府层面来讲就是要科学决策。有的时候应急不得当就是浪费，需要有效的运行管理。同时要为我们的救援投入一定的装备，比如说针对地震、水灾等，我们都需要一定的装备，与灾难相适应。再次就是我们的院前医疗急救机构，早在2003年原国家卫生部就提出要加强急救，我的理解是一般的急救是以常态为主，第一时间能够发挥效果。同时我们要按照不同的事件要进行相应的培训，地震也好、火灾也好，专业需求是不一样的，我们急救人员要培养一个要救人要先救己，保护自身安全的观念。

第二个，应对突发事件要有应急演练。为了应急的演练，需要多部门的参与，比如说交通部门等。从医学救援的角度来讲，其实大多数的突发事都需要演练，目前我们缺乏总的多功能的演练。

第三个，要依法保障救援人员的权利。我们从事医疗行为的，从事志愿活动的都需要法律的保护。还有一个就是，我们现在的院前医疗急救方面提得比较多的是要依法保护主动让道的车辆，我们要鼓励其他车辆让道，这种情况下他的权益要给他保障，在交通法规上要对这点进行考虑，他的权利得不到保障就无法进行。

应旭旻：

从我们急救中心的角度来说，无论是日常的急救工作，还是突发事件的应急救援，都是每天的日常工作，但遗憾的是目前国内院前急救还有很多工作确实和国际先进水平存在很大的差距。目前国内的院前平均心肺复苏成功率可能只有2%左右，跟国外的差距是非常大的。最近杭州刚刚发生了一个公交车的纵火事件，我们也在反思我们到底做得怎么样。

利用第三支力量与志愿者队伍提高医学救援能力——城市社区医学救援新模式的探索与思考

◎ 江旺祥

一、背景

我国目前城市灾害救援主要由警察、消防、急救三支力量来完成。但因人员编制，以及经费投入长期不足等原因限制，急救体系建设还远未实现与社会经济同步协调发展，城市社区医学救援能力仍显不足，不能快速和高效地应对灾害等突发事件的发生。

当前医学救援的理念正在由过去的生物医学模式向生物—心理—社会医学模式转变，救援方式也由简单的单纯转送向抢救转运转变。医学救援正在逐步涉及医学、通讯、工程学、法学、经济学等多个交叉学科。同时，社会也对救援装备现代化、救援人员知识专业化等方面提出了更高的要求。

我国第三支力量与志愿者在汶川地震救援中第一次真正走进公众视野，并发挥了巨大作用。之后发现其具有在社区医学救援中快速机动性强、属地化程度高、人员结构和知识面广、社会资源整合度高、主观能动性与公益性强，尤其是非政府主导的第三支力量与志愿者能与政府救援力量有效互补性等优势，越来越受到广泛关注。多地开始逐步开展利用非政府主导的第三支力量和志愿者探索城市社区医学救援新模式，并一再引发急救与救援学界的深度思考和讨论。

二、第三支力量与志愿者的定义和范畴

我认为，目前我国的第三支力量与志愿者应分狭义和广义两个方面来定义。

（一）狭义的第三支力量

狭义的“第三支力量”在我国应特指院前医疗急救体系，即通常所说的“120”急救。它是政府主导的城市社区医学救援的“尖兵”力量。

（二）广义的第三支力量与志愿者

广义的第三支力量除院前医疗急救体系之外，还应包括非政府主导的第三支力量和志愿者。它可以由非政府的社会慈善基金机构、社会保险、社会公益服务组织、民间医学救援团体、自发医学救援辅助团队、社区群众互助团体等组成。非政府主导的第三支力量与志愿者是社区医学救援的补充和辅助力量。志愿者主要包括具备良好职业素养和道德的各类医护人员、公务员、警察、退役消防员和军人，公司职员、大学生、工程技术人员、法律专家、保险和通信专业人士等。

三、非政府主导的第三支力量与志愿者发展存在的问题

院前医疗急救体系的建设和发展面临的问题已早有共识，这里就不再赘述，下面谈谈非政府主导的第三支力量与志愿者发展存在的问题。

（一）国家缺少相关的法律法规

非政府主导的第三支力量与志愿者在灾害医学救援活动中的法律身份不清晰，合法权益保护机制不完善。

（二）非政府主导的第三支力量与志愿者社会影响力弱

我国非政府主导的第三支力量与志愿者目前还处于发展的萌芽阶段，缺乏社会广泛的认同感，能动用的社会资源较少，限制了救助活动的开展。由于缺乏资金筹集渠道和手段，阻碍了它的发展壮大。

（三）非政府主导的第三支力量与志愿者缺乏有效管理

在参与城市社区灾害救援时，非政府主导的因缺乏有效的科学管理，存在混乱无序的现象，不仅降低了救灾工作效率，造成社会资源的浪费，而且影响了它在社会公众中的形象。

（四）有政府背景的非政府主导的第三支力量示范性差

参与城市社区医学救援的大型非政府主导的第三支力量多有较强的政府背景，如红十字会、慈善总会、扶贫基金会等，难以发挥有效的示范作用。

（五）没有建立非政府主导的第三支力量与志愿者培训的常态机制

全国大多数地区政府均未建立志愿者组织和个人培训预算，虽然红十字会等少数慈善组织列支相关培训经费，开展了医学救援知识培训，但因缺乏与具备专业培训资质的急救中心进行有效合作，效果并不理想。

（六）非政府主导的第三支力量与志愿者的社区基础薄弱

因我国的医学救援工作几乎一直完全由政府包办，导致应急状态下，社区及公民第一时间基本不能形成有效的自救和互救。

四、建立城市社区医学救援模式的思考和建议

（一）政府主导的医学救援第三支力量

如何充分发挥以政府为主导的院前医疗急救系统在医学救援中的潜力和作用，笔者的观点是推进“十化”。

一是网络化。急救网络的完善是城市社区医学救援成功的基础。要依据人口密度分布和急救半径 5 千米等基本原则，依托城市医疗机构，建立相对独立的急救站，整个城区形成相互交叉覆盖的急救网络，排除交通延误等问题，达到“10 分钟急救圈”的基本目标。

二是立体化。以逐步完善城市院前医疗急救网络为基础，可采取利用民用航空直升机、警用直升机等多种合作形式，开展空中救护。可与水上公安、航运等合作，在有广大水域的沿海、沿江、沿河城市开展水上救护，拓展功能和提高救援能力，打造立体急救和医学救援网络。

三是标准化。建立从急救中心（站）布局与功能建设，基础建设、通讯系统与设备、救护车装备、救援储备、人员准入、急救流程、急救临床路径、质量控制等方面的标准化规范。标准化建设可以根据各地域经济发展水平，急救体系建设基础的实际情况而有所调整，通过一系列的标准化建设，提高整体医学救援水平。

四是学科化。救援医学模式的转变，需要我们加大医学救援相关研究的力度。近年来的地震、台风等医学救援行动，无一例外说明救援人员的学识和素质在成功救援中的重要性。因此，建立和发展我国的医学救援学科，对医学救援人才的培养和救援医学科研的开展有着非常重要的意义。

五是信息化。信息化是医学救援能力建设的重要组成部分。医学救援需要一个具备气象气候、地理交通、当地基础建设、现场计划评估、救援情况和次生灾害等信息实时音视频传输的平台。这需要依赖良好的后台通讯系统（即“120”指挥调度系统）、移动通讯系统（通讯指挥车等）以及车载通信信息终端等。

六是一体化。医疗救援能力一体化包括城乡医疗救援体系一体化、院前—院内急救急诊一体化等。一体化有利于充分利用有限救援资源，实现院内院外协调互补和无缝对接的目的。

七是法制化。通过法制化建设，为城市社区医学救援的应急物资储备、经费来源、人员动员与响应、社会参与、物资征用与保障、医学救援医疗处置等方面提供有力的法律支持和保障。

八是专科化。因医学救援涉及各年龄段人群，疾病谱广，危重症患者多，在不具备后送条件的情况下，现场医疗专科化处置显得尤为重要。因此，在基本的急救网络布局完成的前提下，将部分急救站转入专科化建设，是未来医学救援能力提高的一种方法和方向。

九是国际化。加强与国际国内同行间的交流与研讨，吸收国内外医学救援的先进理念和经验，结合自身实际情况，建立更加科学和操作性强的医学救援原则和规范。

十是战备化。战备化就是为医学救援作好的储备和准备，它也是医学救援成功的重要基础。储备和准备要结合所属区域灾害发生的特点，当地经济发展水平以及自身救援能力来进行。储备物资应至少包括医学救援物资、生活物资、单兵生存装备等，要适应当地可能出现的恶劣天气与气候以及地理情况。

（二）非政府主导的第三支力量与志愿者

政府是城市社区医学救援的核心力量，具有组织开展救援工作的诸多优势，但现阶段因资源分配、人员结构、组织体系等仍难做到高效灵活应对灾害。非政府主导的第三支力量大多规模较小，是自下而上的群众自发性组织，灵活性强，应对突发事件反应迅速，是城市社区灾害救援体系的有力补充。如何推动其发展和成熟，我认为：

一是制定相关法律法规和政策，保障非政府主导的第三支力量在灾害医学救援活动中的合法性，支持志愿者团体发展和壮大，促使其成为城市社区灾害医学救援的重要组成部分。

二是加强政策引导和宣传。制订激励政策，鼓励非政府主导的第三支力量的建立和公众参与志愿服务。政府应为志愿者的培养提供专项经费或成立专项基金，委托急救中心（站）或相关医疗机构承担医学救援培训。加强社会宣传，让社会广泛接受非政府主导的第三支力量与志愿者服务。

三是加强非政府主导的第三支力量与志愿者的规范化管理。规定其在城市社区医学救援过程中，实施志愿服务的权利和义务，并保护志愿者的合法权益。可以由政府委托当地急救中心（站），负责协调管理非政府主导的第三支力量与志愿者。还可以成立专门的管理协会，依照国家相关法律法规要求规范运作，并接受政府和社会舆论监管。

四是完善监督机制。建立独立于民政等主管部门之外的监督委员会，对支持非政府主导的第三支力量发展的社会资助和捐赠进行管理，增加工作的透明度。

五是建立政府与非政府主导的第三支力量的合作互信。政府应正确认识非政府主导的第三支力量开展城市社区灾害医学救援的重要性和必要性，为其开展救灾工作提供支持。同时，非政府主导的“第三支力量”要积极配合政府，主动成为救援力量的有益补充。

六是以社区为单位，实现培训全覆盖。政府要积极引导和支持社区卫生服务中心成为城市社区灾害医学救援的前沿力量，配合急救中心（站）广泛开展群众防灾抗灾、自救互救知识普及，以及社区灾害救援演练等工作。

七是建立城市的非政府主导的第三支力量和志愿者的数据库。依托城市“120”调度指挥系统，建立包括非政府主导的第三支力量和志愿者地址、通讯信息、专业知识与技能、携带救援装备等信息的大数据库，实现非政府主导的第三支力量和志愿者与急救中心救援信息资源共享。

谷文立：

我来自北京城市科学技术研究院，我们院的主要职责是为城市提供安全指导和方案策划，在交通系统投入较大，有自己的应急救援队伍。是城市管理职能的专业机构，业务主管归属于北京科委。我今天要谈的是应急救护中的第三支力量“志愿者在行动”。

我院今年实际上做了两大课题。刚才有的专家也都提到了，一个课题是“智慧医疗”，也就是国家卫计委提出的“3521”工程，我们主攻的是社区里的智慧医疗服务。另外，是北京市民政局的一个项目。刚才说到了物流，我们的这个课题是“应急救援物资单元化发运”。比如在北京“7·21”暴雨中出现的应急救援发运衔接不通畅的问题。房山区离城区才多远？也不过50千米左右。但是，个别救援物资到了储运地，5天没有到灾区现场。为什么？就是救灾物资运去了以后，最后这一段失控。原因是救灾物资不配套，进入灾区现场的最后一段路途没有人力运输的支撑。在北京都这样，那么我们想想在大的救援工作当中，这个情况就很可怕了。所以。我认为救援中的第三支力量是不可缺少的，最后的物资都是志愿者背进去的。志愿者的热情和无私的奉献不可磨灭。

“5·12”汶川地震以来，我们国家的救援力量和应急工作有了长足的发展。我们国家在“十二五”规划中就提到了公共安全变化形式的新特点。推动建立主动防控与经济储备相结合，传统方法与现代手段相结合的公共安全方法。实际上这个就是我们所指的第三支力量（志愿者队伍）。建立以专业队伍为基本力量，其中提到了以公安、武警、消防等为第一支力量；以专家、事业单位、专职人员为主的，我们认为这是第二支力量；另一个以志愿者为辅的应急力量，加强一批这样队伍建设，我们认为这是对第三支力量的一个准确说法。

我认为，这弥补了我们在医疗救援上的靠政府，信息上靠媒体固态管理模式的不足。这种固态僵化的管理模式，常常使我们的救援工作失去了最佳时机。刚才我们的几个专家也都提到了，第一目击证人，第一现场，在救援工作的中很重要，这一点我很赞同。

朱勤忠：

关于志愿者救援资质的问题。大家知道，美国心脏协会认证的AHA证书在全世界绝大部分国家都是通用的，但我不知道使用这个证书在我们国内发生事情后是不是能够得到法律保护。如果说社会层面发生个案需要急救，拥有这个证书的志愿者上去救了但又没救成功，有没有探讨过这方面法律的问题？据我了解，这个证书至少在我们中国的卫生法律法规层面尚未明确法律地位。2014年颁布实施的《院前医疗急救管理办法》明确了医疗救护员的相关内容，我想其意义远不仅仅是对当前的院前救援人员不足的重要补充，应该更具其深远的社会层面的意义。该办法既规定了取得医疗救护员的基本资质和条件，而且又明确这是一个社会类的岗位证书，这就具备了整个社会层面推广应用的先决条件。也就是说，能否把中国医疗救护员这个岗位证书，参照美国AHA证书的工作思路去应用推广？举个有实际操作意义的案例，在现行的法律法规体系里面，体外自动除颤仪（AED）是三类医疗器械，只允许医务人员使用这类医疗器械救治病人，所以在国内除了一些专业医疗机构，公共场合鲜见装备。但在很多国家，公共场合装备和使用很普遍。所以我在想，如果说这次国家规定了新的岗位而且明确了取得资质的条件，符合这方面的基本资质，并取得证书的这些志愿者，能否有使用如AED等急救方面三类医疗器械的资质？推而广之，经过取得类似专业机构培训的普通社会大众，能不能也可以使用AED？这样我们的社会志愿者所组成的中国民间特殊救援体系就有了推动，借助AED推广这个抓手，社会救援尤其是个案救助应该有了实质性的成功意义。为什么会有这个想法？在2010年上海世博会的时候，在园区内AED的公众使用还是碰到较大的障碍，就是碰到一个谁来使用这些器械的问题。但卫生部通过行业批复解释解决了这个问题，当时的《卫生部关于上海世博会期间持证志愿者使用自动体外除颤仪相关事宜的批复》内容是这样的："医务人员不在场的紧急情况下，由红十字会组织进行自动体外除颤仪相关培训并发证的志愿者、经人力资源和劳动社会保障部门认定的医疗救护员及有关部门按照规定培训合格的人员，可以使用自动体外除颤仪。"在一个法律体系里面，如果能够得到立法保障，那是最好的，但立法过程比较漫长，远水解不了近渴。如果一个部门、一个文件就能解决这个问题，这一步能够跨出去，我们的社会救援就会得到很大的发展，我觉得是一个非常好的案例。由此我在想，协会有没有可能牵头把我们这项工作继续推进，如果这项工作能够推进，社会医疗救护工作可以大范围进行，整个社会救援组织也得到了法制化的保障。

2014年国家卫生计生委正式实施国家医疗救护员这么一项工作，我们作为其中的专业医疗急救机构，又是地方的救护员认证机构，会面向社会积极全力推进这项事业。以医疗救护员证书等培训为基础，有序推进社会志愿者的法律层面的保护，这是一个非常重要的层面。如果未来协会、其他社会机构组织也愿意推进救护员和其他专业培训方面的工作，我们也愿意予以积极配合和支持。

许　铁：

我是来自徐州医学院急救与救援医学系。李会长组织的上一期沙龙我也有幸参加了。在上次沙龙上李会长提出一个理念是打破医院的院墙，就是使院内和院外急救衔接，这次又提出第三支力量，实际上就是院前院内与社区结合的理念。这个理念我认为是没有什么好争论的，这是非常好的事情，国外有非常成功的经验。我认为今天应该讨论如何落实这件事情，如何把我们的公共健康事业落实好。所以我想不是讨论志愿者队伍有多重要的问题，而是如何把知识向他们普及，提高他们的救援水平，如何落到实处的问题。我讲几点看法。

第一个，我非常同意上海的朱主任提出的，就是营造一个第三方参加的氛围。这个首先就是要有法律的认可，可以制定新的法律，也可以是现有法律的解释。同时还需要营造一个很好的舆论环境，让媒体也知道公众的参与非常重要。当然更重要的还是从国家层面，从物质上来保证这个事情做起来，这不是我们今天的沙龙能解决的。但是我想通过这次活动能够形成一种共识，能给国家提供帮助是非常重要的。能营造一个公众参与的，特别是当前的情况下，这个第一关我觉得非常重要，尤其是和现在法律的衔接问题。比如说院前急救管理条例等。

第二个就是具体的实施。我认为重大灾害发生后，所有的志愿者队伍参与救援实际上是不必要的。因为突发灾害的救援肯定是由专业的队伍来实施的，志愿者做不到。对于医学救援，第一个是卫生系统应该建立若干个分布均匀的医学救援中心，比如说我们江苏的布局就非常合理，用于应对重大突发事故。对于重大事件，国家卫生部门或者政府第一时间做出反应会让专门的队伍上去。那么老百姓应该做什么？就是自救互救逃生，这应该拉入到我们国家的教育当中，我们应该在小学、初中、高中进行，在遇到重大的突发事件的时候，如何来自救，如何来逃生，这是非常重要的，现在经常会见到见义勇为的，结果自己命搭进去了，这显然是不鼓励的，也不符合我们今天讲的要求。第二个就是公众参与的，实际上就是日常的急救，要考虑如何把这三支队伍如果衔接好，然后再推向社区。现在医院内的和院外的“120”，这两支队伍在中国大多数的城市是脱节的。包括它的信息、病人的资料都没有衔接好。现在我们办了很多的社区服务中心，实际上它也面临着大量的日常发生的事故，这支队伍现在的问题是知识、从业人员都不够，通过社区才能联系到若干个所谓的社会平台，所以这方面如何来做好我觉得非常的重要，这个重要性就是在于形成一个完整的系统。这里面我觉得起主导作用的应该是我们“120”的队伍，因为院前院外急救靠医院来做是很难做的，当然这里面也牵扯如何利用学校的资源来培训，利用红会的资源来培训。有若干个法律的程序。

钱阳明：

我认为这些问题都有道理，关键问题就是培训，因为我们国家太大，区域发展很不均衡，社会民众总体素质还不算高。李宗浩老师写了本书，讲的就是现场急救，提高民众救援意识，普及全民技能最重要。而我国人口众多，讲培训谈何容易！也就是说必须靠企业支持，靠民众参与，仅靠院校来培训几乎是不可能的。现在我们的任务就是研究医学救援理论和救援方法，宣传救援文化，向社会民众普及救援知识。所以，把广大民众发展起来，为第三种力量奠定坚实的基础，是一项长期的任务。需要指出的是，政府是主导，这是很重要的一个方面。在我国政体、国情和社会制度下，强力政府发挥重要作用是必不可少的。但是，政府主导的情况下没有企业，没有民众，没有社会团体的参与，有时候也是很难做得到的。

区域性综合性多功能医学救援人才培养基地的建设

◎ 吴永平　吕建农

医学救援人才的规范化教育与科学培训离不开高水平的培训基地。根据我国国情，建议建设分布合理的区域性综合性多功能医学救援人才培养基地，用于不同层次的医学救援人才的正规化常态化培训。

一、单一模式培训基地的不足

针对某一突发公共事件救援而设立的人才培训基地，如化学事故救援培训基地、地震救援培训基地、核辐射救援培训基地等，其优势是针对性、专业性强，有利于提高相应的专业救援队（如化学事故救援队、地震救援队、核辐射救援队）的救援水平。但是，由于突发公共事件的发生具有不确定性，并且涉及的问题不仅仅局限于事件本身，过于单一的专业化培训，会有资源浪费、培训面不足、常态化培训困难、培训成本较大等问题。

二、综合性人才培养基地的优势

综合性人才培养基地是针对所有的突发公共事件的救援而设立的。培养基地依据不同事件医学救援中的共性和个性问题、救援者在救援中的分工与职责（如指挥协调还是一线救治）、救援者的培训需求（如初级、中级，还是高级的培训）等，设立不同的课程体系进行培训。例如，突发性传染性疾病爆发的救援，个性问题是消毒、隔离及无菌化，共性问题是大批患者的分类救治原则、后勤保障等。再如，地震与重大交通事故的救援，虽然属不同事件，但是医学救援中的创伤救治是基本相同的。对于医学救援中的指挥协调者的培训，主要考虑灾害伤情与医学救援规模的评估、与其他救援组织的协调与沟通技能、医学救援队的派遣与管理、人员与物资的调配、基本医学知识等，而医学救援技能的培训可能不是重点。

综合性人才培养基地可以根据不同突发公共事件的救援特点，设计模块化可移动性教育场景和设施，充分利用同一教育场地，根据需要分次分阶段进行不同项目的培训。这样可以高效而节省教育资源，更有利于常态化的培训。

综合性人才培养基地对师资队伍提出更高要求。一个可用的办法是在国内，甚至国外招募已有的师资人才，建立师资资源库，需要时可以调用。当然，从长远来看，基地要有计划地外派自己的老师到世界各地接受一流的培训，逐步建立自己的师资队伍。

三、建设区域性人才培养基地的必要性

我国幅员辽阔，不同地区遇到的突发公共事件也有所不同，不同地域（如平原与高原）的救援也有很大差异。从人才培养的便利性、针对性、特殊性、减低培训成本等方面考虑，在我国不同地区设立医学救援人才培养基地是必要的。

四、高等医学院校在医学救援人才培养方面的优势

医学救援涉及救人，需要医学知识和技能，后者日新月异，需要不断更新。在普通医疗结构中设立医学救援人才培养基地，由于需要教育设施、师资队伍、信息资料收集、科学研究、教育管理、后勤保障、资质授权等方面的支撑，有时会力不从心。

高等医学院校本来就是医学人才的培养基地，在上述各个方面具有先天性优势。譬如：在教育设施上，现代化的医学院校多有模拟教育，而突发公共事件的医学救援特别需要情景模拟教学。只要稍加改进，引进相应的设备（包括软件和硬件），就可以实施模拟教学。在信息获取方面，可以利用与国内外教育机构的合作与联系、利用图书馆和信息搜寻平台，得到医学救援相关的最新教学资源，使教学培训保持在先进水平。在教育管理方面，如课程设置、课程安排与实施、教师与学生的考核评价体系等已有一套管理团队，能确保培训的

如常进行。在科学研究上，学校有研究所和各种研究与实验室，这有利于针对医学救援中遇到的新问题和教学中遇到的问题，进行科学研究，以推动医学救援人才的培训向高水平发展。另外，由于医学救援的特殊性，有关医学救援资质的授权问题要给予高度重视，在医学院校比较容易实施，但需要进行必要的探讨。

因此，在高等医学院校建设“医学救援人才培养基地”具有较为有利的条件。

盛继军：

我理解的第三支力量指的是医学救援，这里面又可以分成专业的和半专业的，所谓专业的对我们院前急救来说就是指医生，驾驶员、担架员等，我认为是半专业的，因为他们虽然是已经经过了培训，但是没有医学资质。就我们这支力量来说，我认为到目前为止还没有一个统一的模式，力量不够集中。从规范角度来说也还欠缺，院前急救管理办法自2014年2月1日开始实施，这里面提到了医疗急救员制度和培养。据我所知，我们之前已经在培训救护员，就是把这个名字换一换，换成医疗急救员可能更切合一点。我们也查了资料，在2005年就出版了有关急救员培训的书，我们在前年开始就考虑自己培训医疗急救员了，这次管理办法出来以后也正式提到了。但是我想好像除了我们卫生部门在很积极地搞试点什么的，人保部门并没有相关的政策出来，政策怎么配套？我认为短期内还实现不了。就我所在的上海浦东来说，虽然说是先行先试的地方，但是碰到实际问题都是要问你找依据，找条例，所以我觉得法律层面的解决是一个比较漫长的过程。如果按照李会长的意见要成立一个医学救援的队伍，或者是我们要改变现在的模式的话，那么如何改变，他的指挥系统是按照现在的去改进还是说建立新的系统，这些都要从顶层设计来看，避免出现我们目前的现状。

第二个，培训是我们要做的事情，浦东医疗急救中心从2014年上半年开始和一个职校进行了挂钩，把急救培训纳入了学校课程，都是系统化地上课，我们想试点从这些高中生开始就灌注这样的理念、技能，让他们能够成为第三支力量这样的志愿者。志愿者应该是要自己有兴趣，就像上午说的，他自愿地去做要做的事情就能做好，如果是我们要他做的事情不一定能做好。现在志愿者的管理大多是由团委来管的，大多数学校都在培养志愿者，但是真正理解这个志愿的程度又做得好的好像并不是太多。包括像刚才说的，院系已经建立了，学生已经出来了，但是这些学生怎么在毕业后实施教育，或者是以后怎么去转型，这些都是要我们去思考的问题。目前院前急救从业人员还不多，但是事实上因为从事这个行业造成的身体损伤不少，医务人员在业务的成长上也都是受到某些限制的，刚才专家也提到过，如在晋升方面的口子很小。这些对我们所谓的专业救援都会产生困扰或者是影响，我期望中国科协这个组织能够对这些方面有更多的呼吁，帮助第三支力量更好地成长。

江旺祥：

我还是建议一下，我们的专科本科教育必须把急救纳入进来。

曾　红：

我来自北京朝阳医院的西区急诊科，一直以来我就受到李会长的影响，要打破医院的围墙走出去，所以我们这些年也是在院外急救这方面想努力做点什么。今天听了大家的发言，我有几个感受，一个是对于第三支力量的理解，消防、警察、急救，这是对城市的三支力量队伍的一个理解。在第三支力量队伍里面，我又觉得可能包括专业和非专业的力量，专业的可能更多指的是急救员，这方面面临的最大问题就是人员的紧缺和人员的专业化培训以及再培训。因为我是从急救中心出来的，对急救员人员紧缺我也很有体会，现在北京急救中心就面临着非常大的一个问题，我记得在上一次在那个沙龙里也提到过，就是急救员紧缺，好多院内的大夫参加院外急救，因受各种制约也不是太多。我记得是2013年卫计委出台了关于急救员准入的一个标准，我对这个特别的认同，其实可以借鉴一些成熟的做法。比方说香港的急救员就分为6个月或者9个月的培训，通过这样的考核以后他可以参加部分的院外工作，这样他就可以分担一些急救的工作，不一定要是大夫或要一定的学历、资质。像法国的消防员就能够承担将近60%的院外急救工作，也是经过了一个比较严格的专业化培训。如果说从这个角度能够放开专业急救人员准入的话，我认为急救员紧缺问题还是能够得到一定程度的解决的。另外就是非专业的这一支急救队伍，我认为它就是在狭义上的第三支力量，就是除了专业急救队伍以外的，消防、学校，还有一些公众参与的，这些也应该成为会长提出的第三支力量的人员。我觉得对他们的急救知识的普及教育，急救技能的普及培训是非常重要的。而且刚才跟“第一反应”的那位老师交流了一下，他给我的一个感觉就是对医疗救援的第三支急救队伍的培训，用企业化的运作程序去操作，可能比行政化的要高效得多，因为我觉得他们作为企业家有对市场的敏锐性和追求效益的高效性。对这一部分志愿者来进行企业化的管理培训以及运行，就能够把现有的志愿者，包括警察、消防、社区、医护人员等，转化为合格的医学救援中的第三支力量。

开展培训、政府免责，是建设“第三支力量”的重要基石

◎ 金 辉

第 87 次沙龙的主题为“第三支力量”，即为：第一支力量警察的治安，第二支力量消防的救灾，第三支力量“救命”的队伍的建立。现就对第三支力量建设的内涵讲点意见。

近年来，自然灾害、事故灾难、公共卫生事件和社会安全事件频发。当前，群众性应急培训已成为我国民众亟须补上的生命教育必修课，也是第三支力量建设的重要基石。我国急救普及率相对较低。据不完全统计，我国民众参与普及培训的比率仅为 1%。

北京市民接受培训的比例在达到了 1/60（即 1.6%）后，经过努力，现普及率也仅达到 4.6%，仍明显低于发达国家。主要原因是公众认识度和参与度不高，亦未养成参与应急培训的自觉意识和忧患意识，认为急救是医院医生和“120”的事情，与已无关，尚不知急救生命链的四个环（早期紧急呼救、早期心肺复苏、早期电击除颤、早期高级生命支持）中的前三个环是民众能够掌握的必要技能和应该履行的公民责任。公务员和重点行业、部门人员参与率较低。政府未将应急培训作为衡量社会文明和城市建设的重要指标，没有明确公务员和重点、高危行业从业人员参加培训的要求和比例，没有纳入企业安全生产的刚性指标，各部门参与学习的积极性不高。加上法律保障不健全、政策措施不到位。

在欧洲，不少国家民众掌握自救互救知识技能的人口比率很高。挪威高达 95%，德国和奥地利均为 80%，冰岛为 75%。同时，欧洲国家十分注重行业人员在普及率中的所占比例。如挪威要求汽车驾驶员均需通过救护培训，德国和奥地利也明确了参与自救互救知识技能培训的具体行业和人员，将其作为职业培训

的重要内容。

在美国，急救普及比率高达89%。此外，美国还专门颁布了《撒玛利亚好人法》，不仅使人做好事时没有后顾之忧，不用担心因过失造成伤亡而遭到追究，从而鼓励旁观者对伤病人士施以帮助。

在亚洲，日本的驾驶员在取得驾照之前必须先学习急救知识；韩国的大学生毕业时必须取得急救合格证书。在中国香港特区，香港红十字会是政府指定的三家培训单位之一，并在劳动保护法律中明确劳动者须参加急救技能培训。香港红十字会十分注重救护培训工作的标准化建设，建立形成了权责分明的管理体制和科学实用的教学体系，同时拥有稳定的经费来源，严格执行资金透明化运作和社会化监管。

我们高兴地看到，我国浙江省人大常务委员会批准《杭州市院前医疗急救管理条例》作为地方性法规，自2015年1月1日起正式施行。明确将红十字会列为开展急救知识和技能宣传培训的主体单位；以量化标准规定了各级机关、企事业单位、社会团体参加急救培训的人员比例和周期年限；鼓励经过培训取得合格证书、具备急救专业技能的公民按照操作规范实施紧急现场救护，免于承担法律责任。从以下几方面考虑第三支力量建设：

（1）强化法律保障，出台群众性应急培训法规。依法开展自救互救知识技能传播和应急培训工作，积极推进有利于应急培训事业发展和应急培训体系建设相关法律法规的修订完善，建立健全急救员参与医学救援工作的有关政策法规，依法保障“第一目击者”权益。通过明确培训机构作为群众性应急培训的主体地位，量化参训单位人员培训指标，免于科学施救人员的法律责任。减少意外伤害、保护人民群众生命和健康的重要手段，不仅是专业医疗急救机构部门的工作，更是全社会各界人士的责任和义务。

（2）政府主导，设立群众性应急培训专项。继续将民众的救护培训纳入应急体系发展规划，设立为民生专项。在应急办牵头建立群众性应急培训联席会议制度，明确专业社团承担应急培训的论证监管地位，划定重点受训行业类别，提出工作目标和指标。加大社会宣传力度，建立完善应急培训宣传推广体系，形成良好的社会舆论氛围。

对不得收取费用的在校学生、城市居民和农民，倡导政府继续采用购买服务的方式提供稳定的经费保障。建立形成以财政支持为主，彩票公益金补贴、市场创收、社会支持为补充的应急培训工作经费保障体系，实现培训经费来源的多样化。

（3）加强群众性应急培训体系建设。协调形成全国群众性应急培训工作的统一标准。建成机构、职能明确、联动响应、广泛参与的组织结构；建成与应急培训结构相适应的模块化课程结构；建成素质优良、结构合理、专兼结合的应急培训师资队伍；建成督管、督教、督学“三位一体”的全方位、全要素督导评估机制。这是值得其他省市、有关部门借鉴的。

我们这个行业协会、学术团体应该在医学救援上发挥更大的作用，发挥它的科学性、权威性、专业性的作用，为第三支力量做好顶层设计，搭建保护生命健康的大平台。

朱勤忠：

关于救援规范化培训，听了很多专家的意见，深有同感。其实好多机构组织都在搞培训，我们每年培训出了几十万几百万人，但是为何社会公众急救还是未见明显改观？马路上老人倒了都没人扶，那培训出来有什么用呢？目前来讲，整个社会急救的志愿者队伍局限在医疗行业，还有特殊行业，比如警察之类的。我觉得真正推广应用急救技能应该解决两个关键问题：一是愿意学，二是愿意用。

如何吸引民众愿意学呢？怎么样吸引民众来学这个东西呢？AHA证书就做得不错，含金量也很高，把最基本最实用的东西手把手地教你，人家愿意学。所以我们在培训课程的设置过程中，第一要考虑的就是入门门槛千万不能太高。现在大家生活节奏都很快，都很忙，能够学点专业技术、能够救命的基本技术就可以了。回过头来看看我们今年行业设置的医疗救护员岗位，培训大纲很厚一本书，入门培训需要300课时。如果我是一个非医疗工作者，让我去啃这本书，去上课培训考试，我没时间也不太愿意去学习这么复杂的内容，就会放弃这个原来只是针对普通公众的社会类岗位技能资质证书。第二，如何设置一个全国通用的社会类急救资质类证书。目前大家都在搞各种各样的急救培训证书，有没有可能部门或协会能够给予一个国家认证的普通类证书，全国通用，就类似美国AHA证书，初级证书培训学习一天即可取得。我们国家还缺少这么一个社会大众认可的证书，简单实用，容易取得。这是一个愿意学的问题。

第二是愿意用，敢用。可以探索救助基金与志愿社会急救行为相结合的工作。几年前上海大众保险推出了一个“大众见义勇为保障计划”。一旦加入这个保险，加入“大众见义勇为志愿者联盟”，在社会急救方面实施志愿救援行为，如被救援者有恶意追责行为，将由保险公司来处理。虽然这个保险推广得不是很好，但我觉得这个探索至少给我们打开了一扇窗。另外，前几年北大副校长曾经说过一段比较解气的话：“你是北大人，看到了摔倒的老人你就去扶，他要是讹你，北大的法律系替你打官司。要是打输了官司，北大替你赔钱！”由此拓展思考，各地的培训机构，比如说经过国家有关部门或救援协会认证，加入机构会员，所培训出来的学员，一旦发生志愿急救被追责，是否有一个部门统一出来应对？如果我们培训制度设计好，从培训费里面抽点钱建立一个见义勇为统筹基金，来应对这方面的纠纷并进行社会救助，也不妨试试。志愿急救出了事情我们给你担当，我们整个行业给你打官司，不要让我们满腔热情的志愿者流血流汗了又要流泪。

严　晓：

我来自上海民间救援组织——厚天救援，很荣幸有这样的机会参加本次沙龙活动。今天很荣幸地听到了专家教授们提出了一些观点，作为民间救援队组织的一员，我想从志愿者的角度来谈一谈我的想法，主要是两个方面，第一个是作为专业的民间救援组织能做什么事情。民间救援组织应该平战结合，平时组织开展各类防灾减灾应急逃生自救互救的公益科普；突发事件发生后，作为政府的补充力量，在政府指导下，有序开展生命救援、救灾及救助工作，尤其是恢复重建工作，要让更多地社会组织参与进去。第二个方面，政府应该如何支持民间救援组织的发展。民间救援组织发展需要政府部门引领，规范组织制度化运作，发挥组织专业特长，提供专业性、特色性公共服务。具体来说，加大民间救援组织购买政府外部服务力度，公共安全常识与技能普及化、大众化，例如：加强“平安校园”“平安社区”“平安企事业”“全民防恐”及“儿童安全”科普教育。“平安校园”进入校园，不一定进入到学科体系，但可以进入到第二课堂当中去；另外一个是进入到社区，比如说，给社区居民进行防灾减灾应急逃生常识与技能科普；

另外还有一种途径，现在一些企业也在购买一些社会组织服务，让企业员工学会应急逃生，所以平时类似的组织会做一些培训，当然这个组织往往会给予一些培训的资质认定。

我们今天谈的第三方力量，也给我一个启发，今天我们是在讲专业急救知识的科普化和全民化，我在想，包括学科建设、科普、志愿者，实际上都是在做专业知识科普化和全民化的工作。上午讲的警察、消防实际上是专业的救援，我把它理解为生命救援；而我们讲的志愿者队伍，我把它理解为救灾；我们今天讨论的急救，我理解为救命，学会急救知识就是救命，我们的志愿者的热情很高，我们也发现这样的爱心行动还必须要有科学的救命方法。志愿者当中有探讨的时候如何管理好志愿者，如何让志愿者更好地参与到救援的行动，我觉得目前志愿者管理应该讲究“专业化”“制度化”“常规化”及“理性化”。实际上社会组织在各个方面都收到了支持，为什么给我们这样的支持？实际上更多的是让我们这些志愿者更好地向正规和制度化的方向发展，首先要做的事情是，平时要加大志愿者救援、救灾及救助培训力度，可以通过民间救援组织来组织对这些志愿者进行培训，政府授权有资质的民间组织开展各类安全技能培训和评估。

人群脆弱性评价在灾难预防和灾难救援中的关键作用

◎ 曹广文

在灾难发生前进行减灾努力是大幅度降低灾难对人群的伤害程度、开展有效灾后重建的基础。灾难流行病学在研究和探索灾难的原因、针对灾难原因进行减灾努力以实现有效地预防灾难和/或降低灾难后果方面发挥重要作用。人群脆弱性分析是灾难流行病学的重要组成部分。脆弱性是指人群暴露于某种伤害的程度、人群生存环境对伤害的敏感程度和从伤害中恢复的能力。脆弱性评价是对特定人群可能遇到各种伤害中任何一种伤害的可能性、社区人群对伤害的易感性、伤害后果的严重性和医疗资源应对水平进行系统分析，从而降低特定人群脆弱性，提高应对灾难能力。人群脆弱性（Vulnerability）分析是灾难流行病学的重要组成部分。灾难流行病学为灾难发生前预测预警、灾难应急反应阶段判断群体伤情和分析需求以及灾难发生后对群体型疾病的发生进行科学研究。灾难流行病学需要解决的关键科学问题主要包括两个方面：研究和探索灾难的原因，并针对灾难原因进行减灾努力，为有效地预防灾难和/或降低灾难后果奠定基础；探索最合理、最有效的可控制各种灾难所致伤害和疾病的方式。

脆弱性是指个体生命或人群生存状况在遇到特定伤害时处于危险状态的程度。这种伤害是指直接或间接影响人群健康的事件。在人群脆弱性定义中有两个关键词：人群暴露于某种伤害的程度以及人群生存环境对伤害的敏感性和从伤害中恢复的能力。测定人群对某种伤害的脆弱性不仅应考虑到人群暴露于伤害的程度，还应考虑到人群生存环境对灾难的敏感性和从灾难中恢复的能力。人群生存环境的变化常影响人群“吸收”伤害的程度。目前，影响人群“吸收”某种或某些灾害的环境因素包括两个层面上的因素。在社区人群层面上：地区人文环境退化和去森林化程度、城镇化程度、主要建筑物位置和结构、交通拥挤情况、河床疏通情况、医院配置情况、人群社会经济状况、人群主要生产和生活方式等；在国际和国家层面上：全球气候变化、国际间债务减免政策、国内土地开发计划、交通和通讯基础设施、政府稳定性、法律执行情况、国家公共卫生基础水平和人群整体受教育水平等均直接决定了人群脆弱性。以上这些因素均可以作为人群脆弱性的评价指标。

伤害脆弱性分析是指特定人群可能遇到各种伤害中任何一种伤害的可能性、社区人群对伤害的易感性、伤害后果的严重性和医疗资源应对水平进行的系统分析。伤害脆弱性分析分为社区脆弱性分析和医院脆弱性分析两大类。伤害脆弱性分析的目的是确定哪些人群面临某种灾难危险，需要在灾难准备阶段和减灾工作中弥补不足并降低这种危险，同时为评估灾后重建 / 恢复提供基础数据。脆弱性分析能极大地帮助应急救援决策者确定灾难威胁程度和种类、应对灾难的预算和有针对性的资源分配。伤害脆弱性分析分析结果往往是灾难应急管理系统的组成要素。

一、社区人群伤害脆弱性分析

基于特定社区人群的伤害脆弱性分析是确定特定社区人群可能遇到的任何一种伤害及其可能性或相对危险性，社区人群对伤害的易感性和伤害后果的严重性进行的系统分析。社区脆弱性分析常需要多学科共同对社区人群及环境进行深入分析，回答以下三个问题：①我们社区目前面临什么样的灾难或伤害？②为了应对可能出现的灾难，我们目前具备哪些资源？还缺乏哪些资源？地方政府和应急反应机构需要多长时间才能准备好这些资源？③什么样的减灾行动能够显著降低可预见的未来的该社区人群脆弱性。社区脆弱性分析包括以下四个部分：伤害脆弱性分析团队组成、确定社区人群脆弱性评估内容、灾难可能性评估和灾难后果评估。

（一）社区脆弱性评估团队

由灾难医学专家或流行病学专家领衔的社区伤害脆弱性分析团队应包括以下成员：应急管理机构、社区负责人、社区公共安全机构、医院和社区卫生服务中心、公共卫生机构、专业技术人员、应急反应机构等。

（二）社区人群脆弱性评估内容

灾难分为自然灾害（如地震、水灾等）、事故（如有害物质泄漏等）和人为攻击（如恐怖袭击和大规模杀伤性武器攻击）。在这些灾难中最常见的是自然灾害。在自然灾害中，气候变化导致自然灾害发生频率逐渐增加。人类社会现代化建设离不开对化石类能源（石油、煤炭）的消耗，对储存在地层中化石类能源的释放的直接结果是全球气候暖化，全球气候变暖导致地球两极冰冻层减少，海水平面上升。世界上经济发达、人口密集地区往往处在交通方便的沿海地区。海平面提升的直接后果是沿海地区水灾频发。有些沿海地区地平面低于海平面，如荷兰部分领土在海平面以下，著名的荷兰海堤在保护荷兰免受水灾方面起到了关键作用。2005 年“卡特琳娜”飓风重创美国路易斯安那州，导致新奥尔良市海堤破坏、海水倒灌，造成严重水灾。2004 年夏季台风云娜袭击了我国东南沿海地区，导致海水倒灌，造成该地区排水不畅、水塘增多，蚊虫密度短期内剧增，宁波慈溪市在输入型病例存在条件下造成大范围 I 型登革热暴发。人类对森林过度利用导致我国长江和黄河上游水土流失严重，泥土从上游被冲刷到下游逐渐沉积导致下游河床上升，在持续强降水存在的条件下易导致下游洪水泛滥。对森林植被过度利用可导致其固定水土的能力下降，增加下游泥石流等灾难发生的危险性，因此森林过度利用可增加江河下游地区防控水灾和泥石流的脆弱性。此外，过度放牧和水土流失导致的土质裸露面积增加，提高了沙尘暴的可能性；城市排水系统的脆弱性可增加持续强降水所致城市水灾的危险性。对这些脆弱性的分析和解决可以有效预测和预防自然灾害的发生，从而有效降低自然灾害造成的严重后果。在人为事故方面，对各种安全规章制度的执行情况直接关系到人为事故的发生频率和严重性。各种安全规章制度的执行不力、飞行器和其他交通工具安全隐患排除不到位、矿井各种安全措施得不到落实等脆弱性的存在可明显增加相关人为事故的可能性。国际政治和社会资源分配不平衡和极端宗教势力的存在增加了恐怖袭击的危险性，同时应对恐怖袭击措施不力增加了应对恐怖袭击的脆弱性。我国主要都市高层建筑物密集、公共交通人满为患、城市拥堵的状况增加了恐怖袭击的“效能”，降低了遭受恐怖袭击后人群疏散的效率，大众媒体对恐怖袭击效果的及时报道使恐怖袭击的目的更加容易实现。这些因素体现了大都市应对恐怖袭击的脆弱性。

应用流行病学方法整合多种来源的信息资源和实时监测数据有助于判断确定灾难的性质和危险性。这些信息来源包括社区灾难管理负责人和专家的经验、地方和国家应急管理机构的历史记录、地方应急反应部门的记录和经验、新闻和其他历史记录、红十字会和其他灾难救援机构的记录、相近或相似的社区经验、气候变化的各种数据和气象资料、植被和森林被人为破坏的程度及历史记录、水土流失情况、大城市建筑格局和交通情况、极端组织近期活动迹象、核电站周围15~80千米处危险区地图、有害物质存放位点地图等。对这些资源的有机整合有助于正确评估社区人群脆弱性、有针对性地提高社区应对各种灾难的综合能力、正确评估可能突发灾难的性质和程度。

（三）灾难（灾害）可能性评估

虽然没有任何指标能够准确预测灾难的发生，但是灾难发生均存在各种各样的危险因素，这些危险因素综合起来可以预测灾难发生的可能性。灾难（伤害）危险性分析可将灾难发生的可能性分成三个级别：低、中、高。其他与灾难发生有关的因素可用于判断灾难可能性：①灾难相关因素发生频率增加，如频繁大量降水可用来预测洪灾；②有害事件发生地点，如高速公路满装液氯的油罐车事故发生地点与附近社区的距离决定了对附近社区造成灾难性后果的可能性；③灾害事件发生的季节性和周期性可用来预测下次灾难的可能性和程度。

（四）灾难后果评估

对灾难在社区造成可能后果的评估主要包括对居民生命健康的影响、对财产损失的影响和对企事业单位的影响三个方面：①对社区居民健康的影响：身体机械损伤、疾病、死亡和心理健康影响；②财产损失：居民住所、学校等建筑物损坏或垮塌，以及公共基础设施（包括道路和供电系统等）的损坏；③对企事业单位的影响：正常业务中断、企业意外损失、旅游业等服务行业打击、股市下挫和政府行政收入中断等。

社区应对伤害的脆弱性分析是社区应急管理的关键步骤，能够在方法学上确定社区可能发生灾难的程度和影响，并为社区有针对性制定应激反应预案、制定减灾计划和完善灾难发生前的各项准备工作提供基本数据支持。同时，社区脆弱性分析还适用于应对特殊灾难，如恐怖袭击和敌对行动。社区脆弱性分析和医院系统脆弱性分析在灾难易感性评价和应对各种灾难应急救援方面具有相互补充作用。

二、医院系统伤害脆弱性分析

医院是应急医学救援过程的中心环节。多种灾难常常对社区各级医院造成一定程度的破坏，导致医务人员伤亡、设备损坏、电力中断和医疗资源供应不足；同时各级医院又是灾难所产生的大量伤病员的集中场所，需要集中医学处置，医疗负担剧增。因此医院脆弱性分析有其自身的特点。医院脆弱性分析是指对各级医院在灾难救援方面的综合能力进行系统评估，内容包括：①医院在灾难发生前的减灾措施和灾救准备、灾难发生时进行检伤分类、有效临床救治和后送，以及灾后伤病员康复治疗和心理治疗的综合能力；②医院本身抵抗灾难的水平，也就是在同样遭受灾难的情况下，医院系统是否仍然有能力在灾难救援中起核心作用。成功的减灾努力和有效的应急反应计划依赖于对医院系统脆弱性分析，包括对于提供医疗服务能力薄弱、物质储备缺乏、医务人员减员和组织能力缺陷等多方面的系统评价。这种脆弱性分析重点应放在对医务人员能力，医学救援程序和计划，以及医院应急医疗物质储备等重要因素的评估方面。

（一）医院系统脆弱性评估团队

医院应对灾难的脆弱性评价在具体实施过程中需由熟悉脆弱性分析的专家领衔团队进行。该团队由应急管理、安全部门、负责设备保障部门（包括工程、维护、信息技术和电信）、医疗一线人员（医生、护士、实验室检验人员和放射诊疗工作者）、后勤部门（物质供应、食品和水供应和环境服务）、医院管理人员和财务部门多部门的代表组成。此外，来自社区的应急管理人员、消防、公安和其他管理人员也应参与进来提出宝贵意见。

（二）评估内容和方法

评估团队应首先应用“头脑风暴法”确定各种灾难对社区和医院可能造成的伤害，包括自然灾害（包括的地震、洪灾、极端气候、雪灾和风灾等）、事故（包括断电、食物中毒、火灾等）和人为攻击（包括群体伤亡事件等），及其对医院正常医疗秩序和救治能力造成的影响。结合卫生行政部门的灾难历史记录确定当地各种突发灾难的可能性，评估各种灾难对医院结构和功能损害的程度。根据灾难对医院本身和医学救治功能损害的危险性，确定医院在应对突发群体伤害应急救援能力方面存在哪些不足，并提出有效改良措施。

（三）灾难可能对医院本身造成伤害的危险性评估

灾难对医院系统造成的常见危险有以下几种：

1. 对人的伤害　①致医院工作人员受伤、患病和死亡；②致患者、家属和到访医院者受伤、患病和死亡等。

2. 财产损失　①对医院建筑物的破坏使其失去灾难救治能力；②对医疗设备的损坏导致其无法正常使用；③必需医疗资源供应的中断；④致使维修或更换医疗设备的费用大幅度增加等。

3. 医院业务的负面影响　①正常医疗业务中断或丧失部分医疗能力；②正常医疗收入锐减；③医疗历史记录部分或全部被毁；④医务人员不能或拒绝参加工作等。

这些危险的程度根据可能发生的频率赋予权重，应用加权法获得危险性分值，综合危险性可以用“不存在”“低”“中”和“高”四种级别来表示。医院脆弱性评价体系还应考虑到不同性质和不同程度的灾难对医院产生的不同影响。同时还应考虑灾难常伴发的继发性伤害，如地震常伴有火灾、水灾常伴有触电事故，以及医院本身受损无法对灾民进行及时有效的救治并由此带来的伦理和法律纠纷等。这些问题均应被列入医院脆弱性评价体系。

（四）医院脆弱性分析的意义

对医院脆弱性进行周期性评估有助于明确医院内部和外部环境变化对医院应急救援能力的影响，同时有助于指导减灾和灾前准备，从而降低灾难来临时对医院及其应急救援能力的伤害，此外对医院医疗资源优化配置的指导作用更加明显。部分医院应根据当地常发生的突发事件的性质储备相应的医疗资源。如在南方的医院常规应为夏季极端气候如台风进行灾难准备；而在北方的医院常规应为冬季极端气候如冰冻进行灾难准备。医院医疗资源优化配置的目的是在灾难发生时应用有限的医疗资源救治更多的人，这点与灾难医学的核心精神相符。如果不能进行有效的医院脆弱性分析且无法在此基础上克服医院在应急医学救援中的不足就可能导致灾难性后果。2003 年 SARS 暴发时期，广东的流行状况没有引起国内其他城市各级医院的重视，导致 SARS 暴发期间这些医院院内感染情况日趋严重，部分医院成了 SARS 向社区扩散的“疫源”。例如北京某著名医院没有进行任何灾难准备，在应急条件下没能储备足够的防护装备，医务人员在没有足够的防护条件下参与SARS救治，导致该院90余名医务人员被感染，2位医务人员因感染SARS而牺牲。医院内部缺乏通风设备和呼吸道隔离导致不少住院病人被感染，并向社区大量扩散，最终这个在抗日战争和解放战争中都没有关闭的著名医院因为SARS疫情的传播而被迫关闭隔离。究其原因，该家医院主要是没有进行应对传染病流行这种灾难的脆弱性分析，没有及时探知了解SARS流行的危险性，不了解SARS在广东的流行情况，没有对相应的医疗资源如个人防护用品进行必要的储备，没有根据控制SARS传播的基本要求对医院设施进行合理的调整，包括未建立有效的呼吸道隔离区，才导致灾难性后果。这个典型例证提示我们在医院现代化建设过程中，不仅应注重建设国际领先的学科特色，还应着重大幅度提高各级医院承担社区灾难救援的综合能力。

由于发展中国家经济发展水平低下、基础卫生资源匮乏以及传统和新发传染病流行，灾难造成的预期后果比较严重。当灾难程度超过公共卫生基础设施承受水平时，可预期的死亡率会很高。自然灾害和人为灾难导致大量人口迁徙容易引发疾病，同时造成食物缺乏、水源污染、避难所拥挤和卫生条件恶劣等各种问题。因此，灾难流行病学对于发展中国家灾难的预防和应对尤为重要。

陆　乐：

我不是医务工作者，但是我觉得李会长讲的这个顶层设计，灾难医学，还有我们曹院长讲的公共健康管理特别有道理.我参加过日本灾难医学的学术年会，会议组织者给了我特别厚的一本大册子，我想要学的东西有很多，结果我翻的时候我发现这只是一本目录集，仅目录集就已经这么厚了，所以我觉得这个学问太深了，比我想象的要复杂得多。我们把自己的定位定在普通市民的互救和自救上面，刚才大家讲了很多都是顶层设计。但是我想对于普通市民来说，重要的是你怎么让他愿意学，怎么容易学，怎么让他学了能用。我觉得第一点是很重要的，雅安地震的时候，有很多人愿意去，他们就希望我跟他们一起去，我说你们完全没有处理的能力，你们带着爱心带着钱去根本不是好事情，结果他们根本进不去，也只拍了照又回来了，造成了大量的物资浪费，而且还造成了交通的拥堵。每一辆救护车上都是伤员，而且伤员都在慢慢死去，就是因为路上的拥堵。

对于普通老百姓来说，你让他学自救，你要给他一个充分的理由，其实大家更加关注的还是自己的危险。我们去看日本的小学，他们的小学生100%会接受16个课时的急救培训。日本把AHA的课程全部转化成他们的课程，两年前，东京马拉松有一位50多岁的男性倒在地上的时候，第一目击者是一个小学生，他学过急救，他第一时间通知的是身边的大人，让大人去最近的地方取AED，然后再通知"120"。我们要给市民一个理由，这个理由是你为什么要学。把道理讲明白了，我认为很多人都会认同的，因为很多人身边其实都发生过需要急救事情。我大概对五六千人做过各种各样的急救调查，我会问他们一个问题，就是你们身边有发生过猝死的人吗，结果是，20个人里面就有一个人的身边发生过猝死，这个比例是很大的。做调研的过程中我们发现很多医生朋友的错误，都觉得不把最正确的东西教给你是不行的，实际上学会最正确的知识是很难的，他连词都听不懂，他怎么学？所以你就要用最简便的词，就像美国说的，就是你做心肺复苏，你就一直按按按，按到"120"来，这个做法其实很简单粗暴，但是其实是很有帮助的。我的意思是，让老百姓觉得容易学的话，可能我们不能用太医学的这种方式去教大家，而是用让老百姓更加愿意接受或者容易接受的方式去教大家。

最后一个是老百姓学了之后他是否愿意帮助？其实没有法律的保护的话很多人是不愿意帮助的。我们杭州最近一段时间出台了一个政策，但是带了很多的制约性，它是要求你受过训练，要求你运用正确的做法，这样才能免责。其实我昨天也稍微说了一下，就是我们可以在平时让这些受过训练的急救员有机会去实践，比方说一些马拉松比赛，现在健康跑越来越多，经常有人在剧烈运动的情况下猝死，在这些社会的群体性活动里面，如果让我们受过训练的老百姓作为志愿者加入进去，再和"120"结合在一起，这个系统其实是非常合理的，国外也一直都是这样的。那么这些老百姓是在一个相对的有保护的情况下，不是法律的保护，是一个系统的保护。最终我们真的用自己的力量去救活一些原本可能救不活的患者，这样如果流传下去的话，就会有更多的市民愿意学也愿意用。

邹圣强：

我谈谈我的观点，就是学历教育，那么我们目前最重要的是解决我们的专业队伍，杭州的心肺复苏有一个质量监控的体系，他来提供以后，整个心肺复苏成功率在提高。整个杭州的做法我还是说说我们的专业队伍的培训，刚才大家讲的企业、高校我都同意。

吕建农：

我们也一直在想，究竟应该教给志愿者哪些知识与技能，就是给予分级培训与考核，并发给国家行业认可的资质证书。

安佰京：

第三支力量的理念非常好，现在我们应该讨论先从哪一部分人做起，怎么落实。我个人认为第一个就是医务工作者，第二个就是从业人员，如政府工作人员、学校的教师、餐饮从业人员等。

蔡红星：

我非常赞同上述观点。现在我们首先明确要如何培训，到底要培训哪些东西。要使院前急救达到目的，受训人员最起码要接受不少于多少时间的培训，要完成规范培训哪几个基本技能，经过考核合格，最后才能谈颁证的问题。

应急救援中的第三支力量——志愿者在行动

◎ 谷文立

曾几何时，公权力机关把社会力量的参与和社会监督视为洪水猛兽，唯恐避之不及。是把社会力量排除于公共事务之外，还是创造条件让社会力量参与公共事务？是一味怀疑社会力量参与公共事务的能力，还是创造条件提高社会力量的参与能力？专业队伍与志愿队伍两种力量的有机结合（体制内与体制外）可以使救援的成果和效率成倍的增长。

自“5·12”汶川地震以来，我国在社会紧急救援工作上有了长足的进步和发展。《国民经济和社会发展第十二个五年（2011—2015 年）规划纲要》提出：“适应公共安全形势变化的新特点，推动建立主动防控与应急处置相结合、传统方法与现代手段相结合的公共安全体系。”“加强应急队伍建设，建立以专业队伍为基本力量，以公安、武警、军队为骨干和突击力量，以专家队伍、企事业单位专兼职队伍和志愿者队伍为辅助力量的应急队伍体系，提高生命救治能力。”

按照习总书记重要批示的要求深入研究新时期社会力量发展战略定位，是当前摆在我们面前的一项重要任务。社会志愿者作为应急救援的第三支力量，是新时期创新社会管理机制，完善社会管理格局，科学发展观的具体实践。

第三支力量应急救援志愿者是时代的产物、时代的呼唤、社会进步的标志，世界主要国家都存在志愿者服务组织！它体现了人类高尚的道德情操和奉献精神！这时社会进步的标志。第三支力量应急救援志愿者是历史发展的必然，实现卫生部门向公众提供卫生与健康的全面服务。引领人民过上美好幸福的生活，就必须做好包括卫生应急工作的志愿者队伍建设和管理。这是历史发展的必然。第三支力量应急救援志愿者是综合国力的体现，随着中国综合国力、国际地位和影响力的不断提升，对国际事务发挥着重要的建设性作用。在维护自身利益的同时，维护各国人民的共同利益。随着经济全球化的发展，国际合作、人员流动不断加大，社会紧急救援的国际性日益凸现，开展国际紧急救援是睦邻友好、国际责任的积极体现。

2011年以来，我国先后从埃及、利比亚、日本等国撤离5万多同胞，并积极开展日本震后救援工作。尤其在2013年菲律宾“海燕”特大飓风造成了上百万人无家可归，我国紧急出动了“和平方舟”救援，得到了国际较高的评价。

应急救援中的第三支力量是时代的地位，1970年，联合国大会通过决议，组建“联合国志愿人员（UNV）”（组织）。这是联合国系统内一个独特的机构，负责管理与国际志愿者事业相关的各类事物。联合国志愿者组织鼓励志愿者为本国和国际间的发展和平尽其所能，努力促进国家经济社会进步并使之得到持续发展。该组织从属于联合国开发计划署（The United Nations’ Development Programme，UNDP）。

每年全球有4000名符合条件且经验丰富的人员自愿加入联合国志愿人员项目，到发展中国家从事志愿服务。在过去的30年里，已有150多个发展中国家和发达国家的20000多名联合国志愿者、人员被派遣到140个发展中国家从事各类项目工作。目前，联合国志愿人员中有70%来自发展中国家，30%来自发达国家。每年国际志愿人才库中的在线候选人员总能保持在5000名左右。

中国倡导志愿精神开展和志愿活动可以追溯到改革开放以前。中国政府曾经对亚洲、非洲的许多发展中国家进行大量的国际援助，派遣了大批志愿人员到国外与相应的项目。

联合国志愿人员组织和中国的双向合作始于1981年，20年以来，该组织已向我国派遣了180余名国际志愿人员，这些志愿人员主要集中在教育、卫生、科技、环保、扶贫等领域。我国也已通过联合国志愿人员组织向二十多个发展中国家及前苏联派遣了160余名志愿人员，涉及农业、水利、医疗卫生、计算机、管理和经济就体制改革、社会保险等诸多领域。1997年6月，在原有志愿人员引进项目的基础上，中国首先启动了本国联合国志愿人员项目，即中国专业人员受聘于联合国志愿人员组织，在中国境内提供志愿服务。

我国的志愿者可追索到改革开放以前，我国政府对亚、非、拉的许多发展中国家进行大量的国际援助。但成体系是1971年，中国恢复了联合国合法席位以后。尤其是2008年北京奥运会以来，得到了突飞猛进的发展。

中国政府积极参与联合国志愿人员的全球性活动，在改革开放之后，中国最早的志愿者就来自于联合国志愿人员组织，当时联合国志愿人员组织向中国派遣了包括地理、环境、卫生、计算机和语言教学等领域的志愿人员来中国工作。如今联合国志愿人员与中国卓有成效的合作已近20年，联合国志愿人员组织将向中国提供范围更为广泛的援助。中国这时向世界展示的是一种存在感！经济实力决定了国际地位。但汶川的“5·12”大地震让我们从重新认识志愿者在我国存在着诸多问题如：体制问题、立法问题、政策问题、社会环境问题、志愿者管理与风险的制度安排等。这时的中国对志愿者的认识以提升到一个关系到国际民生、社会和谐、人民幸福，甚至是考评一个政府的执政没能力的大问题。

以北京为例：北京市志愿者协会副秘书长王立华介绍说，这些志愿者队伍包括青年志愿者、社区志愿者、科普志愿者、扶残助残志愿者、老年志愿者、红十字志愿者、禁毒志愿者、应急救助志愿者、贴心人服务队、巾帼志愿者服务队等，参与的人数超过200万，累计服务时间超过5亿小时。

我国是从20世纪80年代后期开始推动志愿者和青年志愿者建设的。北京奥运会、残奥会期间，志愿者的微笑成为北京最闪亮的名片，他们的辛苦和执着感动了全世界。奥运过后，如何巩固已经形成的志愿服务工作格局，推动首都志愿服务事业的常态化、社会化发展，进而推动“人文北京”的建设，成为待研究的一个重大课题。北京市政府办公厅印发《关于加强全市应急队伍建设的意见》，进一步提高本市突发事件应对能力，最大限度预防和减少突发事件及其造成的危害。

据专家介绍说，在有些志愿服务发达的国家，志愿者所创造的财富可占本国国内生产总值的8%~14%。在我国目前的发展阶段，完全依靠政府来应对突发事件不现实，应通过充分调动社会保险、慈善机构、社会团体、公民个人等民间力量参加突发事件应对处理，弥补政府力量不足，帮助灾区最大限度地减轻灾害损失和恢复生产生活秩序。法律地位《中华人民共和国突发事件应对法》第六条规定：“国家建立有效的社会动员机制，增强全民的公共安全和防范风险的意识，提高全社会的避险救助能力。”第二十六条第二款规定：“县级以上人民政府及其有关部门可以建立由成年志愿者组成的应急救援队伍。单位应当建立由本单位职工组成的专职或者兼职应急救援队伍。”第四十八条规定：“突发事件发生后，履行统一领导职责或者组织处置突发事件的人民政府应当针对其性质、特点和危害程度，立即组织有关部门，调动应急救援队伍和社会力量，依照本章的规定和有关法律、法规、规章的规定采取应急处置措施。”地方立法对于应急志愿服务和动员社会力量有一些零散规定。例如，《四川省志愿服务条例》第十二条规定，要“鼓励和支持在生活救助、支教助学、科技普及、环境保护、赛会服务、法律援助、心理抚慰、秩序维护、应急救援、抢险救灾以及其他社会公益领域开展志愿服务活动。”第三十条规定了“志愿服务活动的组织者应当根据开展志愿服务活动的需要，对志愿者进行相关培训，加强对成年志愿者组成的应急救援队伍的培训，提高应急能力。”又如，《湖南省行政程序规定》第五章第五节规定了行政应急的基本规范，其中第一百二十八条规定：“行政机关和突发事件发生地的基层组织及有关单位，应当动员、组织公民、法人或者其他组织参加应急救援和处置工作，要求具有特定专长的人员为处置突发事件提供服务，鼓励公民、法人和其他组织为应对突发事件提供支持。”这里提及的“心理抚慰、秩序维护、应急救援、抢险救灾”，“加强对成年志愿者组成的应急救援队伍的培训”，“鼓励公民、法人和其他组织为应对突发事件提供支持”，就是关于应急志愿服务和动员社会力量的明确规定，包括行政指导规范。

在各地的立法中，有的地方明确规定只调整注册志愿者，如成都、广东、杭州、银川、宁夏等，有的地方立法对“志愿者”界定较为宽泛，但对志愿者注册作出了倡导性、鼓励性的规定。

由此可见，我国没有专项的志愿服务法律与行政法规，志愿服务立法散见于地方人大立法、地方政府规章甚至更低级别的行政规范性文件中；各地方立法对志愿者的界定范围大小不同，但对其权利、义务的规定大同小异，这不仅浪费立法资源，而且极易导致志愿服务工作因缺乏统一有力的法律支撑而陷入困境（引自《中华人民共和国志愿服务法 (2010 年 4 月 12 日草案建议稿)》，莫于川，中国人民大学宪政与行政法治研究中心执行主任、中国行政法研究所所长、教授）。

应急救援中的第三支力量是时代的作用，快速应急救援，首先是一个“快”字，其次讲求“准”，要尽快为应急救援行动的响应机制提供准确数据，弥补了政府前置信息的短板。专业性加快了救援的速度和减少了盲目性。二是和谐，志愿服务组织、有利于沟通政府与民间的关系，缓和对立情绪、紧张关系和政民矛盾，整合、放大应急工作的社会资源。社会力量也是突发事件应对工作的调和剂。在政府不擅长、不到位或需要放松规制的领域，志愿者、志愿服务组织、慈善机构等社会力量能够发挥灵活、非强制、更具亲和力等优势，有利于沟通政府与民间的关系，更好地传达国家法律与政策精神，缓和对立情绪、紧张关系和政民矛盾，整合、放大应急工作的社会资源。

总之，加强社会紧急救援建设，是全社会积极应对自然灾害和突发事件的重要一环。健全的社会紧急救援体系，可以使紧急救援志愿者在紧急情况下能集中起来，做到"招之能来，来之能战"，作为防范、抵御自然灾害和突发事件的常备军；平时藏之于民，又能带动一批群众，保护一片社区，成为减小各种小灾害、次生危害的生力军。所以，做好社会紧急救援能力建设，是健全防灾减灾体系的重要内容，是增强抵御自然灾害能力的必然选择。

据《民政部办公厅关于开展全国优秀志愿服务项目与志愿者工作案例》统计，志愿者参加了包括救援服务、伤病员医治、清理现场、安置受灾群众、救灾物资运送、募集捐款捐物、心理救助与辅导、灾区群众文化生活服务、灾区环保检测服务和灾区服务需求调查研究等几乎所有类型的应急服务工作。社会力量是突发事件应对工作的重要基础，在突发事件应对中扮演何种角色？透过"5·12"汶川特大地震发生后各种社会力量参与到抗震救灾中发挥积极作用的情形，对此可以看得更清楚。随着我国改革开放与市场经济的巨大成功，社会多元利益格局逐渐形成，公民的主体意识日益提高，民间力量参与社会治理的意识与能力逐渐提高。关于社会力量应当是突发事件应对工作的参与者，此点较易理解。同时，需要强调的是，社会力量也是突发事件应对工作的调和剂。

1. 搜救功能

陈光标的救援队到达至5月28日止，已从废墟中救出了15人。

河南胖东来商贸集团组织的救援队在7天7夜的救援中，先后为灾区群众搭建300多顶帐篷，帮助疏散了5000多名被困群众，共救出被困者16人。

宋永志带领的"唐山青年志愿者突击队"，穿梭于北川重灾区的废墟中，在北川灾后最关键的3天时间里，共救出25名幸存者，挖掘出遇难者遗体60多具。赶赴灾区的个体志愿者纷纷加入他们的突击队，人数最多时达到69人。

陈岩是一名退伍军人，以前参加过抢险救灾，有专业经验。到灾区后很快融入了国家救援队，与消防战士一起营救出了 49 人。

阿迪与陆续赶到的劳大津、“天第二”等 7 名广西搜救志愿者，进山搜救幸存者，救出 100 多名被困灾民和多名重伤员。

5 月 17 日，成都的两名大学生志愿者在一矿井中发现了被掩埋的矿工周志，用双手刨了两个小时才把被埋 122 个小时的周志从瓦砾堆中救了出来。

志愿者中也有外国人，几名美国人和一位加拿大人，把困在一幢六层楼中的两名妇女救了出来。

2. 后勤保障功能

后勤保障志愿者主要从事救灾物资的运输、保管与分发工作。在县、乡、村的灾区现场都能看到他们的身影。来自北京的志愿者张赛，一到青川县就到政府分发物资的地方报到，给部队拉给养，为灾民拉食品和搭建帐篷。救人的前几天，成都市灾区物资中转站每天需要卸运大量救灾物资，分发到灾区。每当货物到达，等在那里的自愿者立刻冲上去，扛、举、抬、搬，一天重复数千次，男人的手和肩膀磨出了茧子，女人更是累得虚脱，但是没有一个人喊苦喊累。在绵阳九州体育馆，每天为灾民服务的志愿者达数千人之多，其中，连续照顾灾民 50 多个小时的志愿者胡开华，15 日不幸因脑出血去世。

3. 献血与医疗护理功能

13 日凌晨 1 点 50 分，成都市血液中心门前，已排起了自发前来献血的长队。不只是在四川，在北京、南京、杭州、上海、唐山、武汉、合肥等多个城市红十字中心血站设立的街头采血点前，都站满了自发为伤员献血的志愿者和民众，许多城市的血库库存已满，献血者只有预约时间才能献上血。

在灾区从事医疗护理的志愿者多半是专业人员，成都市金牛区 15 人的医护志愿者队伍中，有外科、骨科、脑神经等多科目专科医生以及护士，他们在第一时间赶到灾区。非专业人员则从事搬运伤员和照顾伤员日常起居的工作，他们遍布于各个医院。

4. 网络舆论声援与寻亲功能

随着救援工作的展开，各大门户网站也纷纷挂出为灾区人民祈福的页面，截至 5 月 18 日晚，参与 QQ 祈福的网友就达到 570 多万人。那几天，网络上盛传一句经典语录：“川人从未负国，国人绝不负川！”闻者潸然泪下！

通过 QQ 群和论坛，人们迅速集结。成都的八大医院委托全搜索网站发出千名地震重灾区伤员的名单。各大门户网站随后均推出寻亲搜索平台，一个庞大的数据库悄然建立。成都理工大学传播科学院的数名教师和学生发起建立寻亲网，在短短的一个小时之内，就有 10 多名灾区寻亲者通过这个网找到了亲人。

5. 心理抚慰功能

灾后第三天，四川省卫生厅针对灾民出现焦虑、恐慌等不良心理反应，组织协调省内外 226 名心理医生组成心理救援医疗队，深入受灾乡镇和受灾群众安置点，及时提供心理救援服务。但是与几百万灾民相比，专业心理医生毕竟是人数有限，于是许多不具有社会学、心理学专业知识的志愿者，通过专家的短暂培训后对灾民进行心理干预。目前灾区已有上千名培训后的心理危机干预志愿者在开展工作，他们或是深入灾民之中，与受灾民众“摆龙门阵”；或是走进病房，一边护理伤员，一边进行心理疏导，收到了事半功倍的效果。尤其是体育明星邓亚萍、香港影星成龙等人分别与灾区儿童的会面，极大地抚慰了受伤儿童的心灵，在一定程度上缓解了儿童焦躁的情绪。

在以上的救助功能中，搜救功能、后勤保障功能，属于前线功能；献血与医疗护理功能、网络舆论声援与寻亲功能、心理抚慰功能，则属于后方功能。

应急救援中第三支力量缺位和管理，应急救援中第三支力量缺位：制度、组织、资金、专业、秩序、管理、资源、实效。

因此，面对他们的提问，我时常感觉到自己的无知，感到很对不起他们的期盼。太无奈了。

根据民政部规章《社团登记管理条例》的相关规定，在民政部门登记注册为社团组织必须有一个业务主管部门，否则不予注册。在这种整体监管体制下，民间的志愿服务组织如果没有官方机构支持，又没有相应主管部门，很难获得社会团体法人资格。现实中出现了较多的志愿服务组织是以商业机构身份通过工商部门登记注册成立的，还有大量的民间志愿服务组织根本就没有经过登记而不具有合法的身份。

但是，民间志愿服务组织广泛存在并发挥着积极作用。制度上的严格限制与现实中的广泛存在的冲突与矛盾不仅让众多“草根”志愿服务组织的生存和发展非常艰难，也让立法者颇感无奈。

第一，有组织的志愿服务更有利于救援的有序化。秩序是法治的基本价值之一，在具有紧急性特征的突发事件处理与救援中，良好秩序对于生命和财产的救援来说尤其重要。在抢险救灾的过程中，组织化的志愿服务更容易与受灾群众的实际需求对接，更能发挥出志愿服务的实效性。第二，有组织的应急志愿服务有利于保障灾区人民群众的人身财产安全和社会秩序。应对突发事件的过程中，有组织的应急志愿服务有助于防范居心不良者以志愿服务为名而行非法行为之实，可以减少发生此类违法犯罪事件。第三，非组织的单个志愿者赴灾区救援容易导致权利义务关系的界定和补救发生困难。自发进行应急志愿服务活动的单个志愿者在面临权利受损纠纷后，其权利不易受到保护。在“5·12”汶川地震的抗震救灾中，曾发生多起志愿者在赶往灾区途中因为车祸或自然灾害遇难事件，而在此类事件中，如何界定志愿者的身份，志愿者身份以及志愿服务关系难于界定的情况下如何给予补偿、抚慰，这些问题解决起来都非常棘手。其次是应急志愿服务的专业化管理。这也是“5·12”地震的抗震救灾过程中暴露得比较突出的一个问题。在汶川特大地震灾害中，各地志愿者对于抢险救灾迸发出极大的热情，从各地前往地震灾区的志愿者达到数百万人，其中有很多是徒手进入灾区参加救援工作的志愿者，而这类志愿者去从事应急志愿服务的唯一力量就是热情。对于此类情形，虽然“精神可嘉”，但由于这些志愿者没有专业救助能力，对于救援工作来说提供的帮助有限；更有一些志愿者缺乏灾害救援知识和自身生存能力，不期然沦为了“难民”，反而需要他人救助，徒增灾区政府的救援工作压力。在课题组开展的调研座谈中，一些灾区干部明确表示不欢迎那些不专业的志愿者，特别不欢迎那些来去匆匆、忙于作秀、不做实事的“秀场志愿者”。有的灾区干部甚至提出，“如果志愿者自己缺乏专业救援能力还跑去灾区，实际上那是不尊重受灾群众。”由此可见，仅凭一腔热血但身无长技、两手空空地开展应急志愿服务是缺乏成效、不受欢迎的。有专长、有能力、有实效，已成为当今开展应急志愿服务的一个新的要求和确定人选标准。

因此，志愿服务是民主社会管理所需，要社会力量发挥出应有作用，这方面管理的难度很大。

2013 年我在与制定突发事件应对法的几个专家聊天时得知，对于官民协作机制曾在制定突发事件应对法有一些考量，但由于在公众参与、办事程序等方面未能形成必要共识，最终文本中把社会资源的动员机制写得不够充分，未能根本解决志愿服务活动和志愿者的管理与风险问题。这次汶川大地震的抗震救灾和恢复重建给了一个机会，让我们重新认识应对突发自然灾害的有关制度安排，包括志愿服务和志愿者管理与风险的制度安排。

弥补政府和企业的“失灵”，在“计划”和“市场”之外提供公共产品和公共服务不足的问题。

学界认为：志愿者、志愿服务组织、慈善机构等民间力量参与公共危机治理今后将在四个主要方面发挥日益重要的作用——弥补政府和企业的“失灵”，在“计划”和“市场”之外提供公共产品和公共服务；发挥社会监督功能；弘扬合作文化，倡导公平、公正、平等、和谐社会价值观；培育社会资本，巩固和提升社会信誉体系。

随着经济、政治、社会环境的改善，包括民间组织在内的公民社会的发展壮大，将成为推进我国政治体制改革和社会主义民主政治发展的新动力，推动政府管理由单一行政主导的管制向多中心的参与式的善治转变。

应急救援中第三支力量缺位和管理，第一，简化志愿者组织成立的程序，降低志愿者组织成立的条件。第二，建立措施，完善志愿者从事社区服务的激励机制。第三，尽快出台企业向志愿者组织捐助的税收优惠法规。第四，加强政府扶持资助力度，志愿者活动更多的不是物质上的鼓励，而是精神上，从而使志愿者服务逐步成为一种高尚行为，成为学习新事物、提高技能、参与社会、实现自我、奉献社会的机会。同时志愿者服务还能在全社会形成互助的风气，唤起人们心里的道德责任感，从而使人人受益，全方位提升应急能力。要进一步强化专家队伍在减灾救灾工作中的独特作用，加强减灾救灾队伍的培训，增强应急预案的实用性、科学性和针对性。我们认为：目前，我国志愿者服务仍然处于“自发状态”，没有衍生出激励机制，吸引更多的人参与志愿服务活动！与国外先进国家相比，我国多数群众生活不富裕，不可能在不顾自己生计的情况下关心他人生活。因此，政府参与和提倡志愿者活动的管理不可忽略。但随着人民经济生活生平的提高，政府也应该从参与的主体角色慢慢转移到制定规则的角色，让社区志愿者组织成为志愿者服务的主体。

志愿者作为社会服务的第三支力量，自发行动存在一定的盲目性和短暂性。

要保证志愿服务工作的科学性、可持续性，就要建立科学高效的志愿者征集体制，对志愿者实行征集、分配、志愿服务三个环节的规范管理，把民间的人力、物力、财力与政府的公共资源相融合，形成最大合力。同时，在管理范畴内要让志愿者感受到一种责任。志愿者的称号不仅代表这荣誉，而是显示责任，深知肩上的责任重大。作为政府应更多思考的是怎样服务，如何客观、公正地开展工作，如何正确行使指导权利、完成政府的职能，形成一个无缝覆盖社会志愿者服务网络。

目前，我们面临发展非营利组织的一次大好时机，抓住机遇是志愿者心中的梦想。志愿者队伍是一支前所未有的救灾劲旅，它的出现和参战是史无前例的。与紧急奔赴救灾一线的解放军、武警部队、消防部队的百万雄师相比，志愿者队伍可能只能算是游击队，但它的出现令人振奋，具有开创性的意义，表明应急救援和社区服务不再仅仅是国家行为，也是社会成员自觉自愿的个人行为。

正如陈歆耕先生在《废墟上的觉醒》中写道："5・12"以后，亿万国人感同身受，心急如焚，一些热血沸腾的志愿者，自发地踊跃地提出奔赴灾区参加救援工作的要求，他们坐飞机、乘火车、搭班车、自驾车，甚至翻山越岭、长途跋涉，从天南地北奔赴汶川灾区，汇成了一支志愿者大军，大量抗震救灾志愿者这一新兴群体的出现，有着特殊的精神意义，它标志着中国社会公民意识的树立和市场经济条件下人性真善美的复苏与觉醒，中国梦的腾飞！

安佰京：

我认为让志愿者中比较优秀的作为我们培训的师资，进一步拓宽我们的培训链。另外，培训相关的研究我觉得也是很重要的，包括我们的体系问题、教材问题、评估问题；如何评价培训是否有效，包括对我们教学效果的评价，对学员的评价，以及我们讲的免责这些都非常重要；我们对于其他的一些培训机构的评估，教学质量的评估等，这些东西必须是要明确的，否则今后我们的立法出台以后，我们的整个培训质量就没标准，同时也没办法标准化、规范化地开展我们的工作，这些都是我们要提前去考虑去做的，这些东西明确之后我们在立法后，才有可能尽快地出台相关的细则，把我们的工作进一步纳入标准化规范化的轨道。

朱庆生：

这次座谈收获很多，李宗浩会长提倡的“第三支力量”是继警察、消防之后的重要救援组成，今天也提到志愿者队伍，这个也是“第三支力量”。不久前，随同北京市卫生和计生委的同志到乌鲁木齐交流反恐处置。他们一直战斗在反恐的最前沿，从市政府建立了这样一个机制，就是在事件第一现场，消防、武警、公安、社区以及所有社会力量，都要承担死伤员转运任务，并且政府对于承担转运的人员还有奖励政策。我第一印象是这样做不符合急救专业要求，没有规范的检伤分类和专业转运。但后来，经过深入交流，我逐渐认可他们的做法，就是在大规模伤亡救援现场，在专业救援力量有限的情况下，广泛的社会力量参与是必需的。这是在应急救援状态，那么在平时，有效利用街道乡镇的居家委员会及相关服务者体系，普及救援知识，组织演练演习，使之成为政府突发事件处置救援时的帮手是很关键的，也是基础性工作，应该受到重视。在这方面，朝阳区也做了些工作，希望有机会再做深入的交流。

海上医学救援发展态势与展望

◎ 钱阳明

21 世纪是海洋的世纪，海洋利益事关中华民族的振兴与发展进步，谁拥有了海洋就意味着尊重、权益和安全，因此，国家从民族兴旺、社会持续发展的高度，早在数年前，就确定了发展海洋战略。随着国家海洋战略发展和我国对外交往不断深化，对维护海洋权益和海洋国土安全提出更高要求。同时也为我们学习海洋、认识海洋、利用海洋、研究海洋医学救援提供了千载难逢的历史机遇。我国数量众多的军舰、执法船、渔船、货轮等海上平台在执行海洋权益维护、海域使用管理、外贸进出口运输、海洋环境保护、海洋资源开发、海域科学研究、公益服务等任务时如果出现紧急情况，迫切需要提供先进、高效、可靠的海上医疗保障。而现实的救援能力与实际需求差之甚远，迫切需要我们运用先进理念、先进技术、先进材料和工艺研究研制新型的适应远海条件下的海上医学救援救护体系，并在该体系下研发相应医疗救护装备、技术与救治标准，真正实现海洋应急医学救援的快速、便捷、连续和智能，全面提升海上医疗救援水平。

一、国外海上医疗救护体系现状

需要指出的是，目前世界海洋大国的海上救援多数以军队为主导。

（一）外军海上医疗救护体系现状（英美）

英美海军建立了以五级医疗阶梯为原则的完整的海上作战和两栖登陆作战卫勤保障体系，形成了从“战斗前沿→战区后勤地域→大后方”这样一条严密的卫勤保障链，并开发强调轻巧便携、数字智能和配套完整的医疗救护体系，为伤病员提供快速、有效的救治。其五级医疗阶梯的具体包括：

第一级医疗阶梯：由舰艇看护兵、医助和军医构成。该级医疗阶梯主要采用自救、互救和急救方法，完成对伤员的紧急生命救治。

第二级医疗阶梯：由大型舰船（如航空母舰、两栖指挥舰、大型辅助船等）上的军医、医助、独立看护兵等构成。主要完成初步复苏、稳定伤情、初步手术治疗及伤病员的短期留治，以防伤员迅速死亡或肢体及其他机体功能丧失，并做好后送准备，视情后送治疗。

第三级医疗阶梯：由后勤地域医院、舰队医院、医院船、快速部署医院、应急医院、空运医院组成。主要完成较好的复苏治疗和手术治疗，多数伤员在此阶段开始逐渐康复。

第四级医疗阶梯：由后勤地域医院、基地医院和海外驻军医院组成，主要完成确定性治疗和专科治疗。

第五级医疗阶梯：由本土的海陆空三军医院、退伍军人管理局医院和参加国家灾难医疗系统的民间医院组成。主要完成确定性治疗、专科治疗和最终康复治疗。

（二）国外海上医学救援主要技术装备情况

1. 海上远程医学技术装备建设情况

美海军研究结果表明，通过远程医学信息传递，可减少医疗后送工作量 28%。因而，在海上舰船携行力量有限的前提下，远程医学对海上医学救援具有明显的实用价值。

美国海军目前已经建成了一个以航母作战群为主体，两艘医院船为骨干，岸基医学中心为依托，远程放射学为主线，连接陆军、空军的全方位、多角度、立体式远程医学体系。美国海军在陆地建立 3 个远程医学中心，23 个站点。

美国海军远程医学目标是将先进医疗技术提供给船舶上的单个个体，移动的是信息，而不是病员。

美国海军远程医学用于指导舰艇军医或看护兵开展治疗占 46%，用于诊断占 32%，其他占 16%。其中通过远程会诊，改变原治疗方案占 39%（陆军为 66%），而改变原诊断结果占 9%，所以海上远程医学的主要作用是改进治疗方法。

美国海军在发展远程医学装备时充分考虑了特定环境下的使用情况，把计算机和无线电通信技术及卫星通信推广到海上医疗救护方面。海上远程医学装备除具有一般远程医学装备的特性外，还有小型化、易移动及系统化的特点。例如野战医疗协调器，除具有野战医疗便携计算机的功能外，还可将对伤员分类、评估、治疗的数据自动发送到创伤救治服务器，帮助医务人员安排伤员的后送顺序。又如，医疗摄像系统，由轻型头盔系统、控制盒和铅酸蓄电池组成，可将前线伤员的症状通过卫星中继车传送给数千里以外的医学专家。

美军基于数字化战场条件下的典型技术与装备主要有单兵状态监测器，配有全球定位寻找器和整套生命体征传感器。机器人伤员回收车配有全套生命支持系统的无人遥控装甲救护车，一次可运送 2 名担架伤员。通过遥控机器人可对伤员施行 10 种简单的救命技术。战伤救治舱便携式外科手术的机器人，只需一个人远程操作战伤救治舱，可执行多种任务。

美军远程医学未来的发展方向包括电子健康档案、数字化士兵、恶劣环境下医学保障技术、未来医院和医学综合。

美国海军医学 2030 年发展构想包括：针对“不对称”战争的威胁以及未来新武器的发展，美国海军计划在 2030 年建立一种理想的海军医学系统，要求该系统形式多样，无固定模式，完全实现网络化无缝连接，能针对不同的任务，灵活组合、全球部署，使其成为对敌人的一个重要威慑力量。该系统被命名为形式灵活的医学威慑系统（FFMDS）。

美国海军除提出建立生物信息库、研发疫苗技术、疾病诊疗技术、提高作战力技术等医学方面的要求外，还重点强调了与远程医疗相关的技术与装备。

到 2030 年，远程医学将在完全网络化的 FFMDS 环境下进行战伤评估与咨询，包括使用机器人技术进行外科手术，减少人员伤亡、提高部队战斗力。先进的三维全息扫描技术对伤员的受伤器官和组织虚拟成像，相关技术还包括虚拟计算机化 X 射线轴断层造影、磁共振成像、电子发射断层扫描和超声。诊断用的微型装置被吞入或注入体内，该装置就能检查并报告体内胃肠道和循环系统的情况，而注入血液的毫微级智能装置将十分精确地到达体内的创伤部位，在细胞水平上完成微修复。到 2030 年美国海军将广泛使用条形码技术和射频识别技术或其他标记与身份识别系统来辨别敌我，因此 FFMDS 也将利用这些技术进行虚拟病人预约、检查与记录、病人跟踪等。

2. 海上急救装备建设情况

在生命信息监测方面，美军注重单兵信息的获得，早年开发的单兵生理状态监测器已在战场上得到了应用和验证，实现了体温、心电、脑电、皮电、呼吸频率等多组生理指标的一体化同步监测，携带方便，使用简单，而且能与战场伤员医疗信息系统和战术医疗协调系统对接，实现了伤病员的跟踪定位、信息传输和辅助决策，大大提高了工作效率。目前，美军各研究机构的研究重点已由早期简单的生理数据获取逐渐转向对个人生理数据信息挖掘分析和整体信息融合分析上，希望规范信息流程，使各类信息化卫生装备能够协同工作。通过身上的各种传感器，医护人员可以监测作战区域的地方病及生物武器攻击，并将上述信息整合到 FFMDS 系统中。

在急救生命支持装备方面，急救装置向多功能、小型化和便携式方向发展，美军不断涌现新型急救器材和新颖救治技术。同时，美欧海洋大国还十分重视模块化救送一体装置的研究，其目的有三个：一是提高作战前沿的伤员救治水平，减少伤死率；二是适应现代战争战伤救护新要求，增强机动性；三是在非军事领域具有广阔的应用前景，特别是在发生重大自然灾害、严重车祸、或重大事故时。2030 年美国海军将大量使用无人驾驶的医疗自主运载工具进行战伤的救护和后送。先进的生命支持系统将使状况危急的伤员暂时处于维持生命最低功能的状态。

3. 海上医学信息系统建设情况

随着计算机技术、现代通信技术和网络技术的发展，以及“以人为本，关爱生命”“医疗与士兵同在”以及“零伤亡战争”等理念的深入人心，尤其是 1991 年海湾战争以来，美军加大了海上医学信息系统研究的投入力度，全方位将信息技术用于海上医学信息的监测、采集、存贮、传输、整理和分析，以提高现代战争条件下的海上医疗救护能力。

美军战场医疗救护信息化过程分为酝酿起步阶段、“烟囱式”快速发展阶段和综合集成三个阶段。

目前，海上医学信息系统将通过国防部“全球信息网格”，实现各数字化医疗单元之间、各医疗信息系统之间的无缝链接和所有战场医学信息的顺畅流动，形成一体化医疗救护体系，从而最大限度地发挥各级医疗阶梯救护效率、效果和效能。其最终目标是在 2030 年，将整个医疗信息系统建设成为一个完全在网络化条件下实现各种信息的无缝连接，并针对不同的任务，形式多样，灵活组合，全球部署，从不同的时间、空间实现士兵从作战前沿受伤地的现场急救到后方医院的康复治疗过程中医疗信息流的全程记录和伤员流的全程跟踪；将射频识别技术用于战救药材补充供应和战场医疗物资和伤病员的管理，将互联网技术用于卫勤资源的可视化管理、集约化部署和精确化配送；通过检测伤员的基本生命指征的单兵电子生命监测系统和能够检测群体士兵的体能、智能和环境适应能力等的士兵生理学和心理学指标监测系统，提高部队的整体作战能力；推广使用远程医疗系统到远程心理咨询系统，使人人享受一流卫生资源，实现从生物医学向社会医学保障职能的转变。

二、我国海上医学救援现状

（一）我国海上医学救援体系的现状

1. 国家海上医学救援体系

从国家灾害医学救援组织体系来看：我国自 1951 年起，先后成立了由政府主导的中国人民打捞公司及其分公司。1978 年，交通部正式成立海难救助打捞局，形成了覆盖全国沿海水域的救捞网络。1989 年，中国海上搜救中心成立，负责全国海上搜救的统一组织协调工作。通过调研资料显示：东海救援局，截至 2012 年 12 月 31 日，共组织完成救助任务 3773 起，营救遇险人员 12002 名，救助遇险船舶 454 艘，获救财产估算 385.34 亿元。2013 年 1 月 1 日至 5 月 31 日，平均每天执行 1.5 起救助抢险任务，救助遇险人员 11 人。为保证在第一时间到达救助现场，救助人员 24 小时在指定水域进行海上救助值班待命，因而救助人员长期处于高应激状态；上海打捞局历年来共打捞沉船沉物 1000 余艘（件），清除水下油污 2 万余吨，援救各类遇险人员 19000 多人，为海上交通运输及海洋资源开发提供了安全保障。

自 2012 年始，为维护我东海、南海海洋权益，整合有效力量，形成统一、常态化的海上维权行动，国家海洋局以海监力量为主成立了海警局。中国海监总队担负海上维权任务，任务海域广、时间长、强度较大、风险较高，海上维权作业人员的健康状态与紧急情况下的医学救治也面临不少挑战。

2. 海军海上医学救援体系

以 20 世纪 80 年代初期“南康”号医院船的服役为分界线，我海军海上医学救援体系由单纯的舰艇－岸基两级救治发展为平面直线式的三级医疗阶梯救治体系。主要包括：

第一级医疗阶梯：舰艇救护所，以舰船或编队的医务室为主要单位，完成伤病员即时的包扎、止血、固定、防窒息、解毒、简单抗休克处理，以稳定病情后送。

第二级医疗阶梯：以医院船和大型补给舰船为主体，作为海上主要的救治平台，可完成大部分早期战伤救治任务，及早期专科治疗，同时担负伤病员的后送任务。

第三级医疗阶梯：以基地医院、后方医院为主体，主要为确定性治疗和恢复性治疗。

各阶梯之间的伤员运输主要依靠救护艇、直升飞机和卫生运输船。

总的来说，目前我国海军采用的三级医疗救治阶梯，主要包括单舰艇紧急救治、海上大型舰艇（医疗）平台早期救治和岸基医院专科治疗。随着海军 1 艘制式医院船，5 艘医疗救护艇，4 架救护直升机相继入役，以及航母、新型综合补给舰等大型舰艇的医疗救治系统逐步完善，三级医疗救治阶梯中的后两级救治力量虽然还存在海上适应性不够、智能化程度不高和标准规范不兼容等问题，但硬件平台已基本建成，可应对一般海上卫勤保障和突发事件医学救治需求。但单舰艇上配备的医疗救治装备特别是潜艇、小型作战舰艇等特殊舰艇上的医疗装备不适应医学急救要求，无论在数量、质量和先进程度上均较为落后，尚未形成可靠的海上急救保障能力。

平战训练时第一阶梯的工作尚能完成，如果出现大规模局部海战或二级以上突发事件，该级救治阶梯完成所有早期救治工作尚存在较大困难，只能尽早通过海上交通工具向上一级医疗救护阶梯后送，但目前海上交通转运过程中的持续救治装备技术仍存在技术瓶颈，三级救治链之间的转运后送也成为海上救治体系的一个薄弱环节。

因而目前我国海上三级救治阶梯虽然在理论上已经形成，但在海上医学救援实践中仍存在一系列的问题，亟待我们通过系统扎实的理论研究，装备研发、技术升级、标准制定、规范落实与人员培训等方式使其不断深化优化，真正形成指挥通畅、高效集成、首尾相接、行动迅速、装备先进、训练有素的海上娱乐教育体系。

（二）我国海上医学救援装置情况

我国也开展了一些类似的单兵生理监测装备研发工作，但在科技含量、一体化监测及信息化程度等方面与国际先进水平还有一定差距。在生化指标采集及病原体检测方面，目前国内使用的传统大型生化分析仪、病原菌检测仪等生理状况检测装置，体积大，对工作环境要求高，无法满足舰船上空间狭小，海上高湿高盐、腐蚀性强、船体摇摆度大等环境复杂的要求。同时，仪器操作难度大，需要作业舰船配备专业检验人员（目前条件下无法实现），而且耗时长，无法满足远海急救中“时间就是生命”的高时效性需求。因而需要开发便携式、小型化、适应海洋环境且操作简便，专业性要求低的新型检验设备。

在急救生命支持设备研发方面，国内对模块化救送一体装置的研究处于起步阶段，未形成相应的样机和产品。

海上医学救援也缺少全国统一的平台与体系，信息系统林立且相互独立，存在严重的“信息孤岛”现象。

海上远程医学支持目前有海军总医院远程医学中心可以在任何时间、任何海域与我海军大型舰船保持有效联系，进行各种医疗服务。但是，地方上在该领域尚处于空白。

三、展望

海上特别是远洋舰艇的医学保障与救援面临着伴随保障医疗专业人员有限、携行医疗物资有限、伤病员生命状况判断和后送困难、海洋高盐高湿高震和舰艇电磁环境对医疗装备影响大等问题，需要以通畅的海陆一体化医学保障与救援应急指挥平台为核心，以智能化的远程医学支持为手段，将三级救治阶梯的所有相关信息迅速集成在同一平台，由医学专家与卫勤领导快速完成会商形成预案，指导海上医务人员特别是急救人员在“第一时间”对伤病情作出较为专业的正确判断，运用远程遥操作等技术辅助急救人员对伤病员采取适宜急救措施挽救生命。同时，以该平台为核心，向海上伤病员后送生命支持、医学环境监测、特殊伤害防护、日常身心健康维护和海上作业能力快速恢复等维度辐射，覆盖水下、水面和空中各类舰船与舰载机，形成海、陆、空无缝隙的海上综合医学救援与保障体系，满足海上作业人员发生突发事件后和执行多样化任务过程中的生命保障需要，实现海上紧急事件医学救援的全方位快速响应、海上作业人员健康状态的全时域监测管理和海上有效作业能力的全维度保护提升。此外，应对体系内的所有技术装备进行海上和舰艇环境的适应性改造。

因此，未来几年，我们期望能够在以下几个方面做出努力并有所贡献。

（1）海上突发事件应急救援的快速响应。在前期国家应急平台构建的经验基础上，构建海上特别是远海突发事件快速预警与响应系统，开发基于北斗导航系统和海军军事指挥系统的医学救援指挥决策系统，构建智能化、一体化的海上医学救援信息系统，以及统一的医疗资源配置标准，建立应急救援人员急救技能培训基地。

（2）海上梯救治的智能化与可视化。紧密围绕提升舰艇特别是海上一、二级阶梯救治智能医学救治能力为核心，着眼提高远海医学救治能力，从而提高对伤病员的识别、跟踪和伤情评估水平，支持和辅助一线伤病员与医务人员的救护工作，提升三级阶梯救治平台之间转运后送的智能化水平与救治效果，进而减少海上伤病员的伤残率与伤死率。

（3）海上远程医学的前端延伸与高效支持。

（4）海上信息传输技术的无缝隙与一元化管理。

（5）海上作业人员的身心健康维护与作业能力快速恢复系统装备技术。该技术装备体系与海上医学救援与保障指挥平台相适应。

谷文立：

我补充一点，听了大家对第三支力量整体的意见和说法，各专家对第三支力量的认知上还有一些差异，不同层次的，有狭义的分，有广义的分和政府层面的，早上李会长对第三支力量进行了进一步的划分。

但是整体来说，我认为第三支力量从我们国家的法律层面来说实际上就是一个社会力量，社会的三大部门就是社会、政府、企业，在我们医疗队伍里面的第三支力量是什么？我建议通过这个会对我们自己的第三支力量有一个准确的定位，我们做什么，怎么做，这要有一个准确的定位。我认为在我们社会发展的今天，对志愿者这个问题我们回避不了。北京市的志愿者有一个志愿者协会，北京市有多少支志愿者队伍呢？现在北京市有5万支志愿者队伍，这支志愿者队伍包括注册的、挂靠的、草根的。据统计注册的有2万多人，已经完成了5亿小时的志愿服务，这是一个大数据，我们回避不了，我们得重视它（有关数据在新华网上都可以去查到）。但是我们怎么使用好这支队伍，怎么把这支队伍发展成社会发展的第三支力量，这是我们医疗救援协会要做的。难道我们的医疗队伍没有吗？有！我们怎么来做？

我举一个例子：在民间志愿者这个队伍里有一个信息的很好的平台，叫卓明地震信息，是搞志愿信息服务的，我想大家都知道，它的信息来源很快，这支队伍里面大多是医生，他们的爱好就是灾害医疗救援。据我了解，他们在社会发生灾害时，请个假就赶到现场，给各个民间志愿者组织提供信息。提供灾区那些工作没做到位，他们了解哪支志愿者队伍擅长干什么。比如汶川“5·12”地震后，舟曲特大山洪泥石流救灾中，这里有多少人需要救援，哪里又发生了塌方。这支队伍是我们各医院的医生，有些还是北大硕士。我们能不能建立这样的第三支力量？这是我的第一个观点。

第二个，我们应该在整体上建立我们的志愿者队伍，国家现在没有这个标准，作为医疗救援协会尽快应该建立起国家的志愿者标准体系。什么是志愿者？它的职能、标准、准入，也就是刚刚大家说的分层次。据悉北京市已经有了一个指导性意见，叫关于全市应急队伍建设的指导性意见，有这么一个文件，去年我们北京成立了21支队伍，但是这支队伍属于不同的局委办。

但是这些队伍里面，又有什么是他们在救灾中的短板呢？比如说：北京消防队伍现在的培训，就在用志愿者作为教官，进行山地生存培训。比如，一些关于绳索使用的知识，大家一般也不了解，这些都是我们的志愿者在做相关的培训。所以，我们可不可以借鉴和发挥他们的特长呢？我在这里就是呼吁一下，中国医疗救援协会尽快出台标准，把这个行业规范起来。因为我们不能回避它，我们必须尽快建立，以适应这支队伍的发展。刚才说了，志愿者有正面的影响，就像咱们朝阳的同志说的那样。同时，我们又问，志愿者有没有负面的影响呢？有！这就是我们为什么要把这支队伍引导到政府的渠道救援中，我们怎么引导他们让他们成为社会有益的志愿者，这是我们行业协会的责任。如果我们能有一个这样的标准，我想这是对社会的正能量助推。

第三个我要说的是专业化，刚才大家谈到了培训，谈到了专业化，一个谈到是经费来源，政府买单？你如何做呢？你只有争取到政府专项资金，你才能让政府买单。你没有政府资金，你怎么去培训？如果说自己掏腰包，你能掏多少？所以，我们还要有一支专业队伍，去募捐或采取市场化来做这些工作。再者，还要建立志愿者教师队伍。在北京，我们的红十字会金主任应急指导中心正在做这项工作。你比如说：我们应急救护培训已经近百万人了，取得“急救员”资质的也有数十万人。但是这些人虽然取得“急救员”证卡，又有多少人能马上正确的方法应急救护呢？这是一个问号。

应旭旻：

刚才各位专家针对急救培训都发表了很多的真知灼见，我也想谈谈杭州的做法和一些体会。大家都知道培训很重要，这两年杭州急救中心重点在考虑怎样从我们全市培训体系的建立和规范化培训的角度来考虑来推进和发展培训工作。我一直认为对于院前急救工作者而言，培训工作和急救工作同等重要。首先是培训体系如何建立的问题，具体到每一个城市可能情况会有所不同，但是现在做培训的不外乎这么三支力量，一是急救中心，二是红十字会，三是社会的培训机构。那么我们这两年也在探索，就是如何和红十字会、社会培训机构进行更好的合作。因为仅仅依托急救中心和红会的力量毕竟是有限的，特别是在师资上，所以应当尝试跟社会上的培训机构进行合作。首先我们要去认定他们的培训的能力，对他们的师资进行一些考察，同时对他的授课我们会进行一些现场的评估，然后认为可以的话我们会签一些具体的协议，通过他们再去扩大培训力度。包括红十字会，我们现在杭州的红十字会几乎所有的导师都是由我们急救中心培训出来的。因为红会它有一个比较独特的优势是它在各个区都是红十字会的分支机构，包括所有的区县，通过我们红会的这个体系，应该来说，很多的培训工作能够得到更好的落实，去年我们也是一起把我们的急救培训列入了市政府的十大实事之一，应该说完成得也不错。第二个就是教材，针对不同的培训对象，我们的培训教材应该个体化，不同的课程需要不同的教材。大家知道，我们杭州的动漫产业也比较发达，我们最近跟杭州卡通企业在谈，由企业赞助制作一个关于急救的系列动画片，面向孩子的。我们杭州的急救立法马上出台，要把急救的培训纳入到中小学的德育教育的体系中去，是一个必修的课程，所以后续我们的教材是必须要做的。另外我们也在设计一些专门针对老年人的教材，是小的册子，便于携带，通俗易懂。

培训的形式也是很重要的，我们专门有一个面对社会公众的培训活动，名字叫“120救在身边”，这样一个系列的活动，我们每年的培训也可以达到四五万人的培训量。再一个就是我们通过立法来推进我们的培训工作，杭州市马上要出台的地方立法当中，对于群众性的救护组织的建立，包括哪些人群要接受急救性的培训都有明确的规定，对于一些特殊的行业我们都是必须要建立群众性的救护组织，是强制性的。特殊性的人群，比如说警察、消防、导游、公共交通工具的驾驶员、保安，都必须要接受急救技能的培训。另外，对于政府机关、企事业单位和社会团体，每200人就必须要有1人接受急救技能的培训，每超过100人还要多一人接受培训。这样能够促进我们整个培训工作能够得到更好的保障。

金守福：

我认为目前为止需要更进一步解决的问题，一是要想取得很好的效果，可能还要解决一个新的通讯技术，实行远程急救，这样可能更好一点。第二个是我们的急救机构，我们目前的急救主体，更广泛的地方例如我们的社区卫生组织等应该发挥作用，他们为什么发挥不了作用，这个值得我们研究。

杭州公交车纵火事件救援过程的思考

◎ 应旭旻

2014年7月5日下午17点03分，杭州市中心城区一辆正在营运的公交车突然起火，当时车内共有乘客80余人。杭州市急救中心于17点04分接到首个报警电话后，立即启动应急预案，一方面迅速派遣3辆救护车赶赴现场，另一方面立即通知所有非当班医驾人员立即赶到就近急救站点增援。中心领导第一时间赶赴现场及调度中心指挥。7分钟后，第一批救护人员到达现场，但现场大部分伤员已被社会车辆转送到就近的医院，仅留一位心跳呼吸停止的极度危重患者，经现场心肺复苏成功后转送至医院。由于离事发地点最近的两家医院没有危重烧伤病人的救治能力，大量伤员需要第一时间转送，中心立即调整救援方案，集中力量组织急救车辆与人员投入转送工作，第一时间联系了市内所有具备烧伤救治能力的医院，迅速摸清各医院可接收患者的数量，与转出医院共同配合，有序安排患者转院。事发后一小时内，所有患者均转送完毕，30例危重患者无一例死亡。

当今我国各类突发公共事件，特别是大规模人员伤亡事件发生的概率日益增加，作为承担突发事件紧急医疗救援任务的医疗机构，如何进一步做好应对，最大限度地提高救治成功率，减少伤亡是值得我们深入思考的问题。回顾此次杭州公交纵火事件，有以下几个问题值得注意：

一、应急预案的启动问题

当出现重大突发事件，启动应急预案后，各个环节的配合至关重要。纵观此次事件，在救援过程中指挥调度中心与现场指挥的配合协调、急救中心与各大医院的配合协作、与上级主管部门及其他相关部门的汇报联络、非当班人员赶赴现场的速度、急救车辆人员设备的统一调配等多个方面均有改进提升的空间。要做到这一点，首先必须经常针对工作中出现的问题提出有效的解决方案，对应急预案进行及时的修订。其次应针对应急预案组织常态化的演练，使各个岗位、环节的工作人员反复熟悉相关预案，并通过演练不断进行磨合。最后，要把应急预案中的重要工作指令简易化、标准化，并通过演练不断强化，如此方能在突发事件发生时提升工作效率，最大限度地缩短反应时间。

二、应急物资的储备问题

急救中心在日常工作中的人员、车辆、物资配置显然难以满足大规模人员伤亡的突发事件的应急需要。在紧急状态下保证应急物资的供应是做好应急救援的重要前提。一方面，要结合本地实际精心做好应急物资的储备，应建立完善的内部应急物资储备管理制度，制定详细的应急物资储备计划，从采购、入库、效期管理、调用流程等方面进行全面的规范化管理。另一方面，还应制定完备的紧急状态下物资调用配送预案。本次事件中，由于大量伤员重度烧伤，需要第一时间进行气管插管或气管切开，转送过程中需要大量呼吸机。而中心在日常急救工作中为每一辆当班救护车配备了呼吸机，备班车辆却未能全部配备呼吸机。当紧急状况出现时，由于正值下午6点左右，急救任务非常繁忙，在调用非当班急救车辆时，呼吸机的配置问题给紧急调派增加了难度。因此，对应急物资科学合理的储备和调用是突发事件应对的重要课题。

三、信息化问题

突发事件发生时，第一时间准确的信息传递无论对于救援指挥还是医疗救治都至关重要。现场状况、伤员人数与伤情、转送情况、医院医疗资源状况、接诊医疗机构的救治准备、伤员送达后的治疗及预后转归，要做到高效、准确，无一不依赖于信息化手段的支持。首先，在现场要对患者进行科学的检伤分类，同时给予患者电子化身份识别标识。其次，在救治和转运过程中，要利用移动信息平台对处置信息进行电子化输入并将其与患者的监护信息一起传输给目的地医院。再者，车载移动信息平台应与医院HIS系统进行无缝衔接，以便于第一时间掌握医院的床位信息以及患者入院后的救治、转归情况。最后，区域联网的调度指挥系统，与公安、交警等部门的信息互联互通将为高效精准的救援指挥提供强大的信息支持。

杭州 120 近年来通过大力推进信息化建设，已经实施了救护车移动信息传输系统项目。移动平台可以调取患者的电子健康档案，同时将所有救治信息、监护信息（包括标准十二导联心电图诊断）实时传输给目的地医院，还可通过 4G 信号与医院急诊医生、调度中心实现三方音视频通话。下一步还计划与区域卫生信息 HIS 平台进行对接，进一步加强院前院内的无缝衔接，提升应急救援的处置能力。

四、社会公众的培训和救援组织问题

在此次救援过程中，当救护车第一时间抵达现场时，绝大多数患者已被社会车辆送往医院。急救中心医务人员在现场仅救治转送了一位患者。市民的见义勇为行为固然值得肯定，但对患者救治而言，一方面，由于市民不了解医院的专科设置情况，把绝大多数患者就近转送到了不具备烧伤救治能力的医院，客观上延误了患者的救治。另一方面，由于大多数市民缺乏基本的急救常识，对重度烧伤患者不做任何现场处置，“搬了就走”，导致多位患者出现二次损伤，客观上加重了患者病情。

以上情况的出现足以引起我们的反思。当突发事件发生时，现场第一目击者往往在紧急救援中起到非常重要的作用。但如何充分发挥他们的积极作用，真正有利于患者救治成功率的提高，还需要我们做大量的工作。

首先，我国公民的急救知识普及率非常低，杭州市掌握急救知识市民的比例还不到 1%，普及急救知识任重而道远。杭州市近年来通过地方立法，对机关、企事业单位、社会团体建立群众性救护组织做出了明确的规定，对警察、消防、保安、导游、公共交通工具驾驶员等特殊行业从业人员接受急救技能培训提出了强制性要求，明确了所有单位接受急救技能培训的人员数量比例，还规定把急救技能培训课程纳入中小学教育课程体系。通过大力推进急救技能普及教育，使更多的市民掌握急救技能。

其次，要对掌握急救技能的市民进行科学有效的组织。杭州市近年来通过建立急救志愿者体系，一方面选拔部分符合条件的优秀志愿者加入到急救技能培训的导师队伍，通过志愿者扩大急救技能培训面。另一方面，杭州急救中心还开发设计了急救志愿者APP，志愿者可以通过APP软件申领急救任务，调度指挥中心则可以对志愿者进行实时定位，并下派任务，志愿者接受任务后可根据调度中心提供的具体信息赶赴现场，APP通过GPS定位提供导航，志愿者到达现场后还可以通过软件呼叫执行此次任务的医生，同时APP还为志愿者提供现场急救决策支持。通过先进的移动互联网技术，在突发事件出现时，志愿者就可以被有效地组织起来，大大提高现场的反应速度和处置效率。

最后，对于突发事件提供现场紧急救护的市民，还应从立法的角度给予免责。杭州市在地方立法中明确对于接受急救技能培训并获得合格证书，掌握急救技能的市民，为他人提供紧急现场救护行为不承担法律责任。条例出台后，杭州市将进一步出台相应实施细则，从急救培训体系的组织、培训内容与考核标准的设立、证书核发的程序等多个方面进行规范与落实。

黄东胜：

非常高兴今天受邀参与这个沙龙，应该说我们医院与灾害医学关系比较紧密，就从去年来说，我们在灾害医学方面做了几件事情：第一，新中国成立以来，第一次医学救援队参加了菲律宾的灾害救援，我们去了21个人，我们是第一次以国家医院队的名义参加的。第二个，我们也是获得了浙江省人们政府的一等功，我们集体的一等功还是第一次，主力是我们医院。这也说明了我们医院与医学救援的关系。下面针对怎么样组织医学救援，怎么样最快捷最有效，怎么样参与知识技能培训，我想谈几点看法。

首先，谈到灾难灾害，大家比较关注的就是自然灾害，我想现在反恐、一些大的工业事故、核泄漏事故等，这些也是我们面临的灾害。作为医学救援协会，我想最重要的是做好我们民众的救援知识的培训和普及，如果大规模的做不了，那么现在是不是应该先做专业人士的救援培训？大家看地方电视台，救援时使用的都是最最传统的办法，一上去，四个人，每人一只手一只脚拎起来，这完全是不行，基本上没有什么很专业的动作，即便是消防队、警察等，所以这可能是我们要非常关注的问题。另外我在想，现在是信息时代，刚才讲的什么样是最佳的组织，什么样是最佳的参与，我想一定离不开现在的信息时代，动员当然要有序的动员，所以我们一定要充分考虑这个问题。另外，我们建立这个组织，也应该考虑怎么样以信息化来建立网络，建构不同区域的、不同规格的、不同层级的救援组织，因为这个是最有序、最便捷、最高校、最经济的。

这些问题都是问题，怎么样来做好？我想首先，靠民众肯定是需要的，但是政府一定要投入，政府投入靠什么呢？就要给政府提供非常专业的意见，给他非常强烈的呼吁。航空救援靠一个医院或者某个行业呼吁是不行的，一定要靠国家。20世纪90年代在德国，他们的直升机网络系统是非常非常发达的，基本上大的医院都有停机坪。现在我们的长途交通很方便，但是在城市里花的时间太长，所以航空这一块一定要向上呼吁。另外是工作的培训这块，我们一定要利用信息化，拍一些视频，靠大家的参与，正因为是专业的，我们可以在平台上免费地下载播放，这个我认为是可以做的，另外还可以跟媒体平台等行业合作。我们与日本有非常紧密的关系，我的体会很深，第一点，在公共区里面有很多标识，都有应急储备的物资，比如说停车场的地下，下面储存了水等救援的物资。第二个，他们真正把异地救援的培训抓到实处，他们最近在传说东海大地震，所以日本现在基本上医院系统每两个月要进行一次大规模的培训，这个培训到什么程度呢？就是突然终止，所有的医生都会赶到医院里。给民众不同颜色的卡，告诉他们哪些病人是要马上进行救援等。包括幼儿园的儿童也参与这个培训，真的是把电关掉或者怎么样，全部都要跑出来。我们在面上做一些事情可能会很快，但是要把这些实质性的观念深入到民众的心里去比较难，但这对我们社会的帮助会很大，当然日本本来就是一个很有危机感的民族。

王　梅：

我来自于北京首都国际机场急救中心。首都机场的应急救援和保障工作，有非常健全的组织体系、预案体系和培训演练体系，我们作为一支专业队伍参与其中。在这个体系里还有公安、消防、武警、驻场单位等，由机场应急救援指挥中心统一指挥协调。机场应急救援预案流程清晰，职责明确，对接环节描述详细，培训与演练要求具体，各应急队伍进行对接，分别制定自己的预案。同时我们首都机场网格化的通讯信息体系健全，比如说我们各个单位与指挥中心之间，各合作单位间以及各单位内部都有非常好的信息传递通道，有相关制度保障，能够保证信息及时快速传递，与社会支持系统以协议的形式确定救援中的任务与职责，定期进行信息联络与更新，保证社会联动快速高效。比如说我们医疗急救，通过我们的公司和北京市卫计委签订协议，这个协议能够保证突发事件时，能够快速得到北京市医疗急救力量的支持。

首都机场的培训和演练很有特色，各支队伍要根据自己的救援职责制订年度计划并自行进行专业培训，同时要进行技能共享。比如医疗急救要对其他队伍进行院前自救互救急救技能培训，要针对消防员、武警战士的救援职责进行担架使用培训；消防员要负责其他队伍的消防知识培训，公安要进行反恐防暴知识与技能的培训等，经过这样周而复始的训练，各支队伍不仅自己的技术力量逐步提高，救援综合素质、整体水平也会大大提高。关于演练，我们分为桌面、专项、综合演练，要求很具体，有些是自己进行，有些需要其他队伍配合，还有一些需要共同参与，包括社会救援力量。比如说二季度演练就是由我急救中心来完成的，从方案制定、情景设计、组织实施到事后评估都由急救进行牵头，机场指挥中心给予支持，各单位全力配合，针对演练中发现的问题各单位及时解决，比如刚才说的消防员、武警战士脊柱板培训，就是在演练过程中我们发现存在问题，使用不规范，可能会导致次生损害，所以我们会主动联系，给他们进行培训。每年都会有一定数量的消防、武警、公安战士、空勤等人员在我们中心得到各种培训。我们的医疗急救有自己的培训基地，民航局批准成立的，我们最高级的是主任级的导师，我们有培训的资质和颁证资质，每年要对全国各机场的应急救护人员进行培训。我们的科目有 AHA、国际创伤生命支持，还有一部分根据行业保障的特点自主开发的课程。首都机场集团也有自己的学院，有些课题开发我们是和学院一起进行，比如一些国际民航组织认可的课题，我们目前开发的课题是机场应急救护演练管理。

我觉得首都机场在应急救援方面有其独特的优势，第一，我们有一支专业化的院前医疗急救队伍，这支队伍的后面有技术支撑，那就是与一个二级甲等医院一体，通过岗位轮转、日常培训演练不断提升医疗处置水平。第二，有灾害救援所需的其他队伍。第三，所有这些队伍有统一的领导与指挥，能在日常加强训练与合作，这就使得在突发事件处置中配合默契，运作高效。这种模式我们在实际事例中也曾得到检验。这种形式和大家刚才说的第三支力量有某些相似之处，当然我们目前只是医疗、公安、消防、政府、企业参与，并没有启动社会志愿人员，但今天大家谈的给我一个启发，其实我们可以借助目前的优势深入开展，培养一批会院前急救技能，懂得心理疏导的志愿者，这些志愿者可以就是服务于旅客的机场各个单位的员工。

推行远程医学救援，最大限度地发挥第三方力量的作用

◎ 金守福

我以前是做人员资格标准制定工作的，现在在中国医学救援协会所属医学救援志愿者总队。今天听了各位专家介绍了关于第三支力量参与医学急救的一些经验介绍，很有体会。我有一个感觉，目前我国的急救事业已经得到了比较好的发展，从首都北京到全国各省、自治区、直辖市，直到有的县都成立了急救中心来负责专业的医学急救工作，为人民群众生命健康安全方面做了很多工作。在转业到地方工作之前，我曾在部队做过很长时间的后勤管理工作，对医学救援和医疗急救有一定的了解，下面，我就当前的医学急救问题，谈谈自己的一些认识。

一、认清谁是实施急救的主体

实施急救的主体是谁？这个问题，各人所站的位置不同，认识也不一样。在医院工作的医务人员认为医院是急救的主体，因为所有患者一般都要送医院治疗后才能康复；各级急救中心认为，他们是急救的主体，因为很多患者都是通过急救中心的院前急救处理后，才送到医院接受后续治疗。我认为主体应该三支：

第一是经过培训，具有一定急救技能的医学救援志愿者，他们平时就工作或生活在人民群众身边，一旦发生危及到人们生命的情况，他们就可以第一时间进入现场参与急救和救援，在“黄金三分钟”内，抢救濒临生命危机的患者。

第二是社区医院和乡镇卫生院。根据国家统计局的数据，目前全国有 2852 个县级行政区，40046 个乡级行政区，全国的社区卫生站已经达到 34124 个，乡镇卫生院（医院）36971 个。这些卫生机构，有的是政府办的，有的是民营的。这些医疗机构离人民群众最近，只要对这些医疗机构的医务人员进行适当的医学

急救技能培训，一旦所在区域发生突发事件，他们即可承担一定范围的急救任务，我们很多需要急救的患者就能够得到及时的治疗。

第三是各级急救中心。他们是医学救援牵头机构，可与中国医学救援协会密切配合，组织好本地区的医学急救工作。急救中心在这里主要任务就是指导我们这些志愿者，指导社区卫生服务站和乡镇的卫生院，去开展医学救治工作，这样我们的救治作用可能会发挥得更好。如果发挥好这几部分力量，就可以较好地解决当前的急救难的局面，减少医疗资源的浪费，也可以减轻患者及家庭、单位的负担。急救实施主体明确之后，现在的关键是要让这三支力量发挥好作用，就是如何是用科学手段提高急救实施主体的急救技能问题。如果这三支力量能够相互协调发展、紧密配合的话，我国的医学救援应该会有根本性的转变。

二、远程急救是弥补急救力量不足的有效方法

我国的第三支力量已具备一定的规模，但现阶段他们的作用为什么不能得到充分发挥呢？这个问题值得我们研究。究其原因主要存在几个方面的原因：一是救不了，二是救不好，三是不敢救，四是患者不愿救。如何解决这一问题呢？就是要采用远程急救的方法，使这四个问题得到解决。

何谓远程急救，远程急救就是通过现代通讯手段，如手机 APP、远程诊断终端等，由急救专家在异地对施救者进行指导，解救患者的生命和解除患者的病痛。这样，可以解决上面提出的三个问题：

（1）解决“救不了”的问题。现在在城市中心区，虽然医院林立，急救矛盾看来不是很突出，但有时遇到心脏突发等病情的患者，仍然有一个需要抓住“黄金三分钟”的问题，农村和边远地区则更需要解决“救不了”的问题。解决这一问题有效捷径就是实行远程援助，就是通过远程救助支援手段，有急救专家及时指导在社区、乡村的医学救援志愿者、社区和乡镇卫生机构的非全科医生，帮助他们解决施救中的难题，以解决患者救治的最佳时机，以延续患者的生命和减少病痛。

（2）解决“救不好”的问题。当前，进入医学及就和救援队伍的机构和人员很多，这些人可能在某一方面有特长，但到达现场之后，对施救中出现的新问题可能不了解，有可能出现“救不好”的问题。通过远程急救系统，急救专家可以

指导他，教他按照程序，按照规范去做，就能把人救好。

（3）解决“不敢救”的问题。很多志愿者和社区、乡镇医疗机构的医务人员，由于急救技能不够熟练，到关键的时刻紧张了不知道怎么办了，不敢动手施救，通过远程急救系统，急救专家可以在异地给施救者提供指导，使施救者有了后盾，他们就可以放下心来参与施救。

（4）解决患者“不愿救”的问题。很多患者患了急重伤病之后不愿治疗，他们主要是担心自己的伤病会给造成家庭和子女造成严重的经济负担，如其自己一人死去，也不愿给家庭和后代留下沉重的债务。这一现象在农村和贫困地区尤其多见。我认为，通过远程急救，可以较好地减轻被施救患者的经济负担问题，使他们既能得到有效的救治，又不至于因伤病致残致穷。

三、远程急救难吗?

很多实例告诉我们，建立远程急救系统实际上并不困难，只要在我们的急救中心、医院急诊科建立一个急救基地，在我们的志愿者或院前急救人员的手机上安装一个 APP 终端，就可以远程指导他们实施救治，还可以根据常见急救病症的救治经验和流程，制定不同病症的急救救治规范，志愿者或院前急救人员进入急救现场后，将患者的症状报告给基地，基地的急救专家就可以及时指导施救，这样做不仅可以指导现场施救人员的开展及时有效的医学救援，而且可以缩短患者的等待救援时间，为延续患者生命和尽早解除病痛成为可能。我个人认为这一做法应能得到大力推广。按照国家卫生部的有关指导意见，有关部门也正在研究一个 3521 医疗救治系统，这是一个关于社区医疗救治的系统，这个系统研究已得到了国家的认可，我认为这样的推广方法就可以使我们最广大的人民群众得到最有效的治疗，就可以解决我们的问题。我本来准备了一篇关于建议建立远程医学的问题文章，今天因为沙龙研究的不是这个主题，在这里不再赘述。

四、几点建议

（1）建议国家将远程医疗作为一个重要项目向全国推广，从而从根本上解决人民群众看病难、看病贵的问题。

（2）建议国家建立一个全国统一的急救体系，统筹规划和协调医学急救和灾害医学救援问题。

（3）制定一个第三支力量人员标准。第三支力量医学救援的人员，应该具备什么样的标准，具备什么样的能力和技能，由国家卫计委委托医学救援协会组织专家制定出一个标准把它规范性起来，让我们各级培训机构按照标准进行培训，对培训并经考核合格的人员，发给医学救援或急救员证书，这对于发挥第三支力量作用来说会更好一点。

（4）把医学急救和应急急救免责作为国家法规固定起来，只要是持有医学救援或急救员证书，按规定规范进行救援的，即使被救治者死亡的，也不应追究施救者的责任。营造一个人人关心病人、积极参与救死扶伤的良好风气。

钱阳明：

我们这个沙龙经过广泛深入的讨论，不同专业、不同领域甚至不同行业走到一起，各抒己见，畅所欲言，各种思想相互碰撞，产生火花，形成新学说新观点，推动科学普及，造福社会，惠及百姓，具有十分重要的现实意义。这是我们医学救援协会向政府、社会民众推行我们的思想的有效途径。首先，我们每位结合各自的理性思考和工作实践提出自己的新思想、新观念，特别是对如何建立第三支队伍，如何搞好培训普及等都提了很多好的建议。其次，联系我们国家经济社会的不断发展，人民生活水平的日益提高，国际国内人员交往越来越多，突发公共事件频次会增多，对现场医学救援提出了新的需求，需要我们掌握当今国际医学救援新动态、新方法，紧密结合我们的国情提出了我们的展望，这是我们响应中国科协的号召，举办这个沙龙的根本初衷。尽管我们的人数比较少，但是都是各路精英，类似这样的活动今后肯定要经常举办，我们中国医学救援协会要不断总结经验，使这项活动越办越好。最后，我以为现在医学救援工作国家很重视，从国务院到各部委都相继成立了应急办。因为在高度发达的信息化时代，小小的一次不起眼的事件若处置不妥都可能造成一个大的社会内乱。2003 年的“非典”，那个时候政府面临的压力是巨大的，2014 年 4 月初韩国的沉船事件，这么一件事件导致了韩国政府的一片混乱，政府总理被迫辞职。所以我们国家也是这样，信息化社会高度发展情况下，人们对健康和生命的高度重视，昭示我们从事医学救援工作的同仁是不计名利、不计得失的，就像我们李会长那样，能够始终坚持地追求为我们国家的救援事业做出了很大的贡献。

曹广文：

我想补充一下。我想营救工作应该做到有备无患，其实我们目前整个医疗也好，应急工作也好，都会碰到一些问题。比如说我们现在临床上最常见的急救药品其实是很难采购到的，你不去储备，需要的时候肯定是没有的，但是你去储备了又存在备而不用浪费的这么一个情况。所以，对于政府的应急管理这一块，我倒有这样的想法，我们通常讲到的应急管理，往往就是一个，我把东西买回来。所以我想从社会创新这里还存在问题。比如说我们公交的专用通道，或者我们平时也讲应急专用通道的问题，其实我们在城市建设的过程中应当注意这些问题，现在杭州和宁波都不错。宁波还有这么一个情况，就是高层建筑现在越来越多，假如说高层建筑是有两部以上电梯的，必须要有一部电梯是能容纳担架的。

我们要打破原有的物资买了而不用的情况，我觉得可以这样考虑，一个是对平常就买不到的，或者是买了也用不掉的，我觉得还是要进行必要的物资处理。第二种方式，把物资储存在相关的部门里，需要的时候整合出来，就是说我们不必要单独地每个部门都去买这个东西。第三个是，我们是不是可以考虑社会储备，就是说如果需要的量不是特别大，但是企业有这个储备，我可以通过协议的方式给他一定的资金，我们需要的时候可以为我们提供服务。当然如果是社会上产品比较充分的，那我们只要资金储备就可以了，需要的时候随时可以买。

朱庆生：

救援现场的专业力量，肯定需要更加专业化和规范化，流程也要更加标准化。目前，承担现场医学救援的主要力量还是急救队伍。在经济发达地区，急救队伍的水平在不断提高。但我觉得，仅仅是单纯急救医学还不能满足救援事件的需要。急救医学要和社区及预防医学相结合，朝阳区在这块也做了很多的尝试，为什么一定要和社区及预防医学来结合呢？因为大型灾难和灾害还是小概率事件，我们工作最常见的是一个人或者是几个人的小型救援事件，通过小事件来锻炼处理大事件的能力。我们现在提出，社区全科医生是最好的急救医生，因为急救和救援的现场大多在社区里。社区医生和急救医生都要求有全面的医学基础和临床能力，所以急救医学要和社区及预防医学等有机结合，这在很多国家都是这样做的，这个也是我们未来的发展趋势。

胡明秋：

我们国家13亿人口全员培训很难，做不到，不可能做到，关键是抓好重点人群的培训。哪些人群必须接受急救技能的培训？首先是从事公共服务的人员，消防、警察、交通这些人员，还有就是高危职业，如石油、石化、煤炭等行业人员，这些人员的急救培训应该是企业行为。像我们中国海油，所有出海作业的人员必须拿到“五小证”，这里面就有急救培训，两年一次，要反复培训。

吕建农：

两年一次太长了，最好三个月或半年一次。培训间隔时间长了，所学的知识与技能会生疏，知识也会老化。

胡明秋：

我们企业还有一个专门的培训中心负责所有出海作业的人员的培训，所以我想培训的主体应该是企业。还有一个就是应当制定相应的法规，从事高危职业的人员必须要接受急救培训，取得相应的急救培训证书，不然就不能上岗。这种培训靠高等院校来做可能很难，还是要由企业来承担。

吕建农：

关键是学校的场所比较利于培训。

谷文立：

你们两个说的一点儿都不矛盾，首都机场的同志说得很对，企业是主体。您说的三个月也行，那不能对企业这么要求，企业是要挣钱的，你要说三个月，那企业不用挣钱了，要演习。以前消防跟警察不合，慢慢通过几个演习之后就好了。我支持他的观点，为什么？您这个时间太短了，没有时间，重庆最终两年一次，我们四年做一次，都停不下来。

谷文立：

凡是合资企业在红会去举证，我们国内为什么不这么做？就是他有这个意识，人家要求你必须得达到这个，不达到这个你想出口都出不了，所以主体必须在一起，你学校就做不到。我刚才说的是志愿者，只有热情是不能做的。

吕建农：

培训的基地不是仅一个点，它要分散在全国各地，有的地方也不一定是高校。

加强医学救援志愿者队伍的建设与管理

◎ 吕建农

突发公共事件发生后有很多热心的群众自发加入到志愿者队伍，参与各种救灾活动。这种行为值得倡导。然而，要想使志愿者在救灾中发挥良好的作用，必须在平时要做好志愿者队伍的建设与管理，尤其是对参与医学救援的志愿者更为重要。

一、医学救援志愿者队伍需要政府的培育

政府要鼓励高等医学院校、三级综合性医院、医学专业协会等组织成立医学救援志愿者组织，在制定政策时要考虑将其纳入考核范围或有相应的激励机制。我国的志愿者活动方兴未艾，需要政府适当的培育，以便于其开展活动。当然，政府也有责任对其公益性、非盈利性、专业性等加强监督与管理，以确保其健康发展，最大限度地提高其综合救援能力。

二、志愿者组织要加强自身管理

志愿者组织要落实志愿者章程，规范志愿者的招募和行为，定期活动与培训，实施常态化的管理。例如，在志愿者招募方面，要设定基本标准，尤其是专业素质的条件。在医学救援志愿者队伍建设中，要充分利用三级综合性教学医院的医护人员，重视医学院校进入临床医学教学的高年级学生。医护人员作为志愿者，在医学救援方面具有传帮带的作用，同时可以提高其自身在突发事件中的应急救治能力。高年级医学生具备基本的医学知识，富有活力和流动性。他们成为志愿者，一方面符合高校鼓励学生参与社会实践的导向，有利于学生用学到的医学知识服务社会，在个人素质、团队协作、社会适应能力等多方面拓展和完善其自身能力；另一方面，可以较快地提高志愿者队伍的素质，减少培训周期和培训

成本；再者，医学生的流动性不仅确保了志愿者队伍的活力，而且毕业后要到各地工作而起到“星星之火，可以燎原”的推动作用。

三、定期接受专业知识与技能的培训

在突发公共事件的救援中，救援者常常面对复杂局面，需要处理方方面面的问题。为了科学高效地应对，志愿者在平时需要接受救援的基本知识与技能的培训，这是十分必要的。譬如，在医学救援中除了需要现场急救等知识和技能外，还需要组织协调能力、野外生存能力、团队协作与互助能力等。救援方面的知识与技能的培训要定期进行，不断强化，不断更新与完善。最好能接受专业化的医学救援培训基地的正规化培训，并获得行业认可的不同级别的资质。经过不同层次专业化培训的志愿者队伍在救援中能发挥更好的作用是无疑的。

四、鼓励志愿者向公众普及救援的基本知识与技能

除了在灾害发生后参与救援外，志愿者组织在平常时期，要有计划针对性地深入公共场所、学校、社区、工矿、乡村等，对普通百姓进行救援基本知识和技能的普及。当然，同时也能熟练和提高自身的救援水平。

五、鼓励社会慈善类资金的资助

政府在政策上要鼓励企事业单位、个人积极参与资助志愿者队伍的建设，在红十字会等慈善组织设立专项基金用于志愿者的技能培训、装备配置及实施救援等。

李宗浩：

徐州医学院真的不错，包括国务院应急管理专家组的组长都非常支持在徐州成立救援医学研究所了，在我的脑子里我们就要搞一个比较规范的、权威的专业教育培训。

邹圣强：

我十分赞同吴书记所讲的教育培训观点。我们为了第三支力量的专业救援建

设，我们镇江急救中心和江苏大学灾难与急救医学系合作，主要是在探索一个急救分散、急救网点的六统一建设，这是我们市政府副秘书长、市卫生局长林枫教授对医改探索的子课题，“急救六统一”，怎么把我们农村院前急救纳入进来，我们这个“急救六统一”机制一定要是包括城乡急救一体化的救援体系。首先统一急救电话；第二个是统一调度，因为我们做这个城市的保障，突发事件的应急救援必须要有统一的调度，就跟军队一样；第三，我们要统一标识，我们目前在城市的救护车系统，我们很多救护车有红十字的，有我们医院的标识，也有我们院前急救的；第四个统一就是统一配置，我们在购置整个车载设备的时候统一招标；第五个统一就是统一收费，目前这个是比较难的，我非常赞同应主任意见，他如实地给我们介绍了杭州的做法；第六个统一就是统一培训，在统一培训里面我们是两条腿走路，一个是对民众的普及教育，另外一个是在大学里面开展学历教育，这一点我要向我们徐州医学院学习，现在我们江苏也在承担许铁教授给我们的任务。如果要留住院前急救的专业人才，首先要提高他的待遇，第二他的职称要解决，现在我们还没有解决掉。待遇也是一个问题，好的单位待遇一提高，马上人才都往那儿跑。我们江苏大学灾难医学系主要在普及教育方面做了些创新，一个是成立一所市民急救培训学校，面向市民的免费急救培训学校，这里面又有农民、青少年、志愿者等的培训；二是在大学创办急救协会，对大学生进行普及培训。

李宗浩：

你那个培训学校有社区吗？

邹圣强：

有，我们有社区市民急救培训学校。我们现在把社区里面的小学、中学全部纳入我们的急救培训对象，我们把它做成统一课件，我们做视频，这个视频做成统一的内容。每个学校纳入安全课，对校医和教安全课的老师进行培训，然后普及。总体我们在做，做的过程中最大的问题一个是经费，另外就是我们在顶层设计的时候能不能对我们的师资统一进行比较权威的培训，比如说课件、课时等的统一。

史　红：

我个人认为第三支力量应该包括非政府的社会组织机构，民营机构的团队，还有我们社区的辅助队等，他们才应该是第三支力量的主体。人员要分等级化的培训，进行分类、进行培训，只有分层次培训，才可能知道到现场充当什么角色，有些人可以做一些基础的东西，有些人可以指挥，有些是实时救治，要把它区分开来。

钱阳明：

我们这个沙龙讨论的目标是形成新学说新观点，对学生团体也好，对我们协会也好，向政府、社会推行我们的思想。第二，我们每位结合我们各自的实践提出自己的新思想，结合各自经验，对我们如何建立这样一支队伍，如果培训等都提了很多的建议。第三，联系我们国家经济社会的发展，对我们国家的救援和建设提出了新的需求，还有一个是根据我们当今国际的救援情况，新的动向和动态，提出了我们的展望，这是我说我们这次沙龙的性质。大家不同来自不同的单位、岗位，有企业事业单位的，有从事城市医疗工作的，能够贯穿一个思想，各抒己见，把自己的观点亮出来

中国医学救援协会，成立的时候是2008年的12月，就是从小到大，目前我们初具规模，这一次能够承担这样的任务，我们各个方面的专家也都积极参加，就是说得到了我们的部门的支持和重视。相信在各位专家的支持下，我们各个协会也必将能够得到不断的壮大。现在国家对医学救援工作很重视，包括应急办、中央政府2003年的“非典”时期，政府面临的问题是巨大的，再加上我们最近几年，特别是今年韩国的沉船事件，这么一件事件导致了韩国政府的一些问题。我们国家也是这样，信息化社会发展情况下，对人民生命的重视，包括经济社会发展，每一个方面都需要许许多多不计名利、不计得失的，能耐得住寂寞的同志来做。

专家简介

安佰京

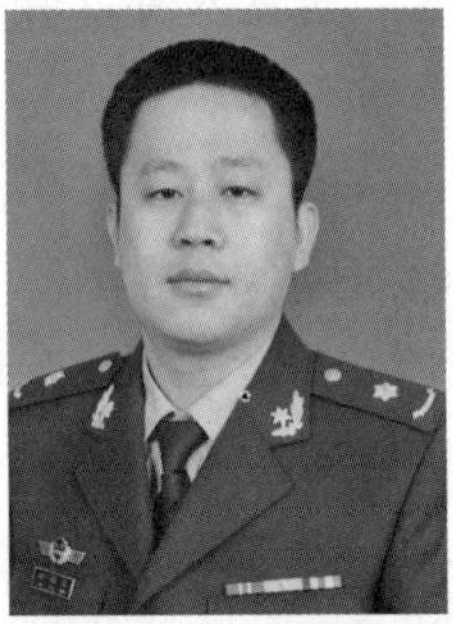

医学硕士，主治医师。武警总医院骨科医生、中国医学救援协会会员。主要致力于四肢骨与关节创伤以及体外冲击波疗法治疗骨科疾病。发表论文10余篇，参编《关节外科围手术期处理与康复》《中国灾害救援医学》等著作。曾获国家科技进步奖一等奖1项、武警部队科技进步奖二等奖1项。

蔡红星

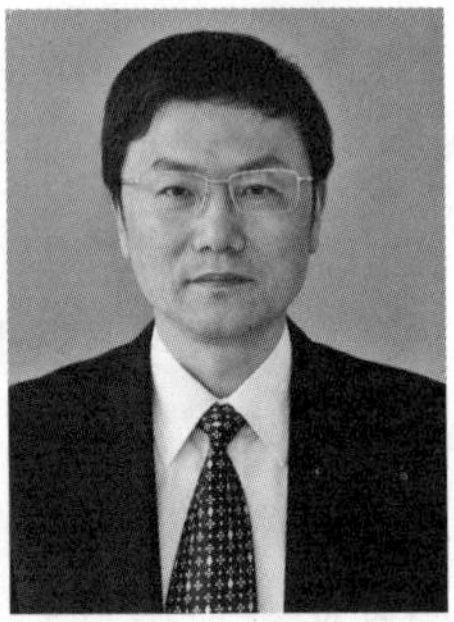

教授，副主任法医师。盐城卫生职业技术学院院长，徐州医学院肿瘤学硕士研究生导师。主持徐州医学院司法鉴定所工作，专长于法医病理学、医学法学研究与实务。在全国卫生职业院校中首创建立了司法鉴定技术专业，并成为该专业的学科带头人。主编参编《法医学》等教科书4部。近五年主持省级以上课题7项，市级重点课题2项。曾获2009年省高等教学成果奖二等奖、徐州市科技进步奖一等奖。发表中文核心期刊论文21篇，SCI期刊论文3篇。

蔡文伟

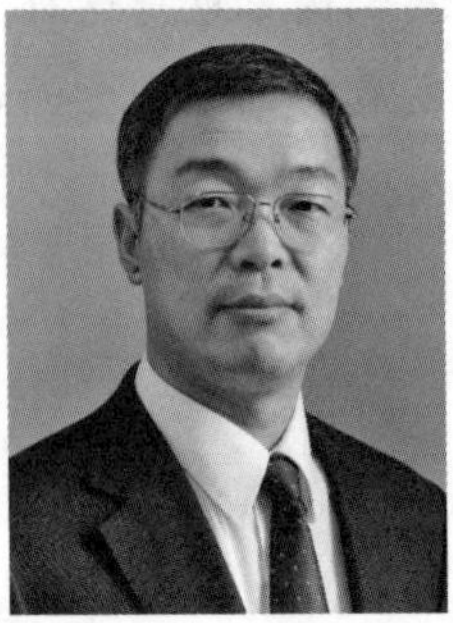

主任医师，医学博士，硕士生导师。浙江省人民医院急诊科主任，浙江省急救指挥中心副主任，国家紧急医学救援队副队长。2004年赴美国弗吉尼亚医学院进修急诊急救及创伤外科，2008年赴以色列海法Rambam医学中心进修创伤外科。作为课题负责人或主要成员，获得厅级以上课题6项，发表论文20余篇，副主编《中国灾害救援医学》。

曹广文

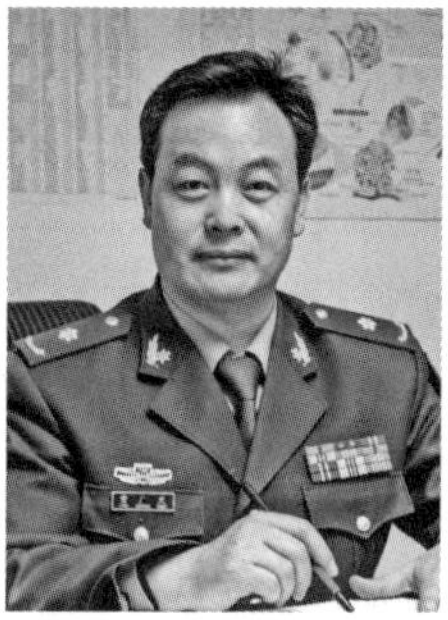

教授，博士生导师，国家杰出青年基金获得者，新世纪百千万人才工程国家级人选，上海领军人才，上海市优秀学科带头人，上海市公共卫生优秀学科带头人，总后科技银星。第二军医大学流行病学教研室主任。主要从事肿瘤进化发育学、传染病分子流行病学和灾难医学研究。主持国家自然科学基金重大研究计划重点项目、国家杰出青年基金、军队重大研究计划和上海市重点课题研究。作为负责人多次承担灾难应急救援任务。主编副主编专著/教材6部，主编的《灾难医学》获得首届解放军出版奖图书奖和上海市图书奖。曾以第一完成人获上海市医学科技奖一等奖、军队科技进步奖一等奖、中国抗癌协会科技奖二等奖和军队科技进步奖二等奖各1项；以第二、第五完成人获得国家科技进步奖二等奖2项；作为主要成员获得国家科技进步奖团队奖（2012年）。以第一完成人获得专利授权8项。

曾　红

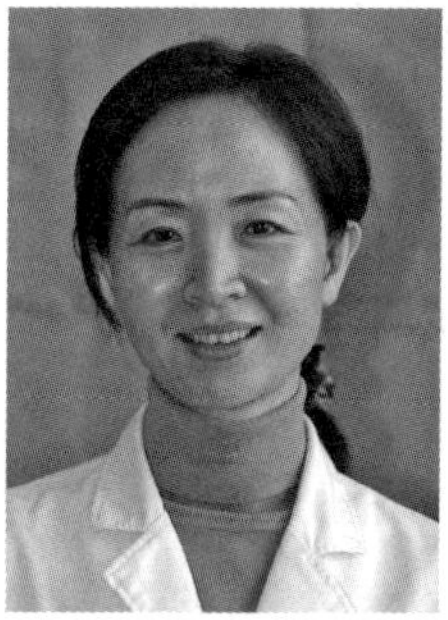

主任医师。北京朝阳医院西区急诊中心主任。研究领域：院内外急救体系的有效衔接与建设，各种危重症、急性脑血管病、高级心肺复苏、中毒等的诊治。曾参加国家“九五”攻关项目“急性脑梗死静脉溶栓治疗的临床研究工作”，以主要研究者参加北京市科学技术委员会科研基金资助项目“rt-PA静脉溶栓治疗急性脑梗死的研究工作”。参加阜外医院组织的“北京地区心力衰竭危险因素的分析研究”。论文《重组织型纤溶酶原激活剂静脉溶栓治疗急性脑梗死的远期疗效分析》发表在《中国危重病急救医学》杂志。参编急诊医学高等学校医学教育规划教材，发表论文共20余篇。

陈 迟

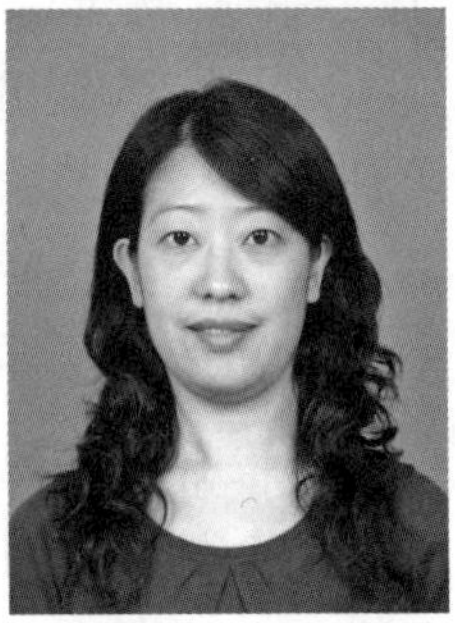

医学博士，副主任医师，副教授。同济大学附属东方医院临床技能培训中心主任。长期从事内科及临床技能培训的医教研及管理工作，在医学教育临床技能培训方面经验丰富。在国家核心期刊发表学术、教学及管理论文20余篇。2010年获同济大学“中青年教师讲课比赛”特等奖；2013年被上海市卫计委评为“上海市住院医师规范化培训优秀管理员”。“十二五”普通高等教育本科国家级规划教材《急症与灾难医学》编委；作为主要研究人员，参加“灾难医学人才培养体系建设”课题，2012年获同济大学教学成果奖一等奖。

陈长水

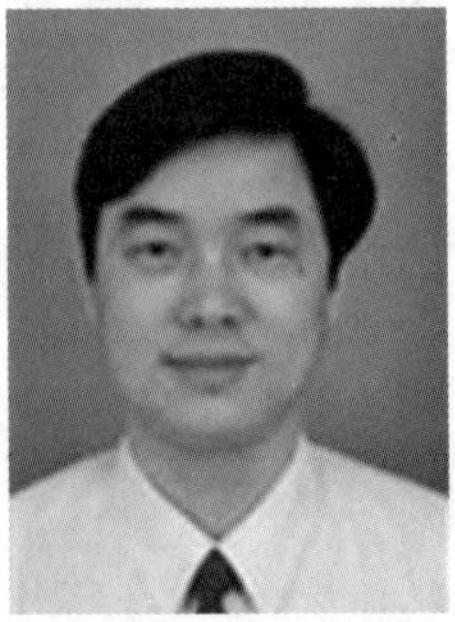

主任药师。宁波市急救中心主任、书记，宁波市政协委员。主持过“宁波市城乡院前急救体系建设研究”“紧急医疗搜寻系统开发研究”以及“移动远程医疗会诊系统应用研究”等课题。发表过《区域120信息调度指挥系统联网工程建设与实践》《宁波市院前急救体系建设研究与实践》等论文。

邓明荣

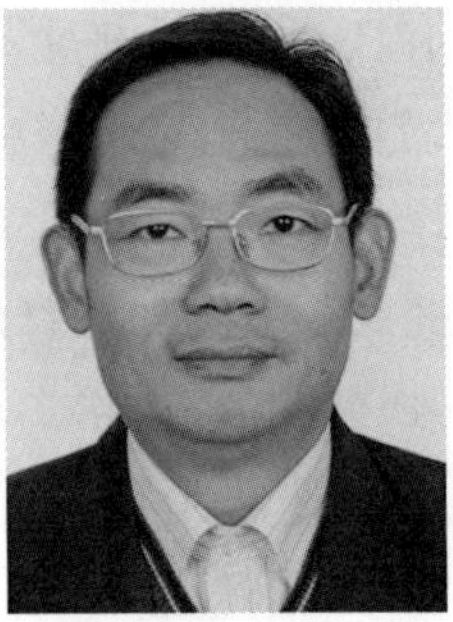

博士。浙江大学物流与决策优化研究所副所长，浙江大学管理学院副教授。主要从事物流与供应链管理、决策分析等方面的研究工作。在International Journal of Information Technology and Decision Making，International Journal of Environment and Pollution等刊物发表学术论文50余篇，主编有《现代物流管理》《供应链管理》《采购组织与绩效管理》等专著。

方旭东

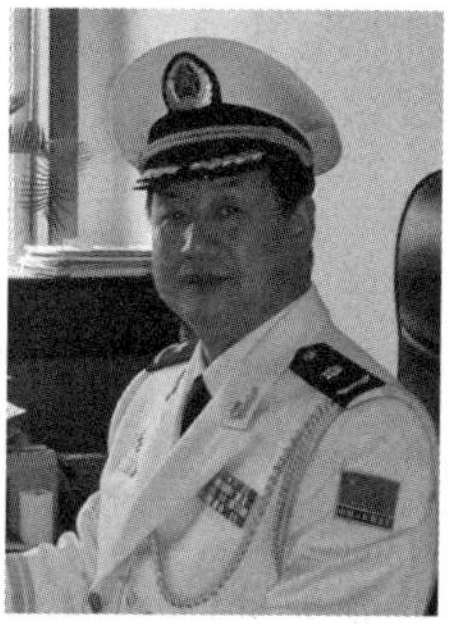

硕士。海军医学研究所医学科技信息中心主任、研究员。主持和参加课题20余项，曾获军队科技进步奖二等奖3项、三等奖7项。主持国家发明专利1项，其他专利2项。主编与参编专著9部。在国内外发表论文39篇。荣立三等功一次，2008年获得海军高新技术特殊人才津贴。受军、师级机关嘉奖十余次；被评为“十杰青年”；获提前晋级奖励。

谷文立

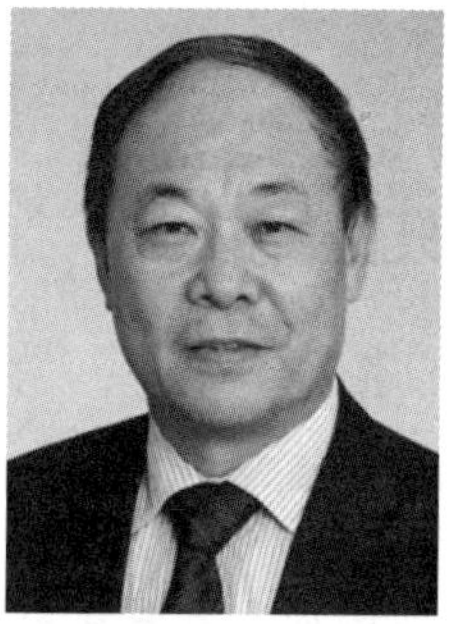

工程师，经济师。北京城市科学技术研究院院长，交通运输部专家委员会委员，北京市民生工程评估专家委员会委员，北京市红十会专家组成员。多年来以科学技术服务于，城市减灾、安全防御、民生救灾等领域。1982年组建北京第一支建筑工程灾害青年抢险队，任队长。2008年汶川地震后，组建了北京首支民间志愿者城市安防救援组织。

胡明秋

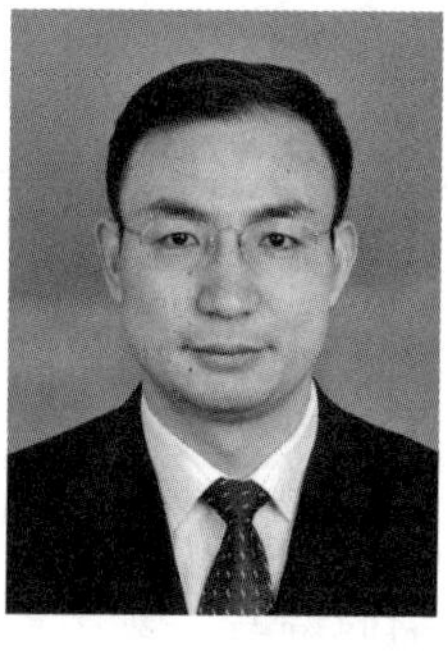

医学博士，医院管理硕士，主任医师。海洋石油总医院院长，海洋石油疾病预防控制中心主任。主持的主要研究工作：海上医疗急救体系的建立、院前急救、微创外科、肝胆外科。先后在《中华普通外科杂志》《天津医药》等期刊上发表学术论文20多篇。曾获中国海洋石油渤海公司科技进步奖一等奖、二等奖各1项。

黄东胜

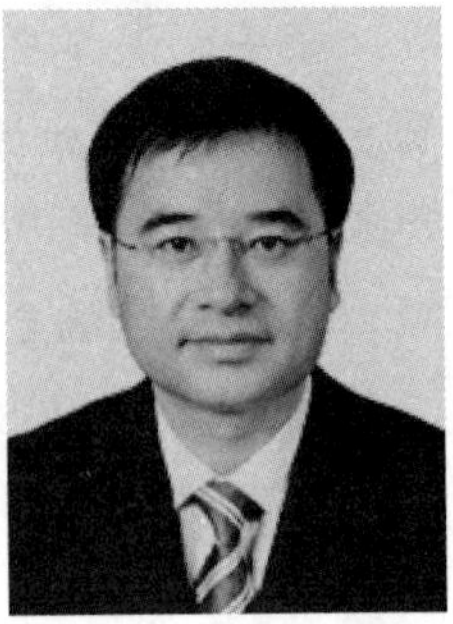

医学博士，教授，主任医师。浙江省人民医院（浙江省立医院）院长、党委副书记。曾作为访问学者赴香港、德国、美国等地研修肝移植术和肝胆外科疾病的诊治。擅长肝癌、胰腺癌、胆管癌、肝硬化和复杂肝内胆管结石的外科治疗，尤其在复杂胆道疾病、肝脏胰腺肿瘤的手术治疗、肝移 植和胰腺癌个体化化疗及基因治疗方面有较深的造诣。目前承担省、部级科研项目10余项，在Journal of Cancer Research and Clinical Oncology，Transplantation Immunology等国际期刊及中华系列核心期刊上发表论文80余篇。曾获国家科技进步奖二等奖1项、浙江省人民政府科技进步奖一等奖2项、浙江省医药科技进步奖一等奖3项。

江旺祥

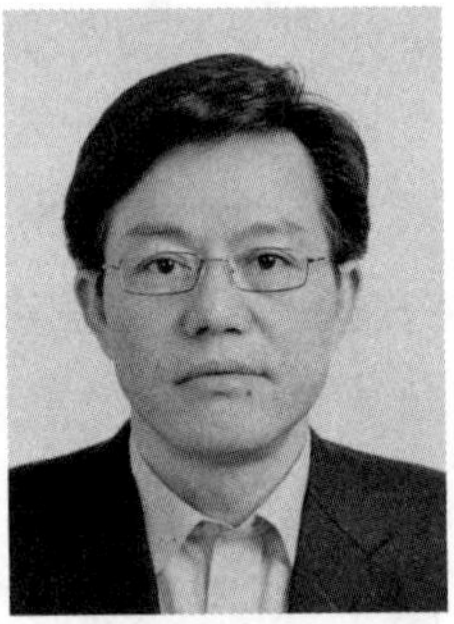

主任医师。武汉市急救中心主任，中国医院协会急救中心（站）管理分会特聘常委，湖北省院前急救医疗质量控制中心主任。长期从事临床医学、医院管理、急救医学事业，在国内期刊发表临床学术论文十余篇。

金　辉

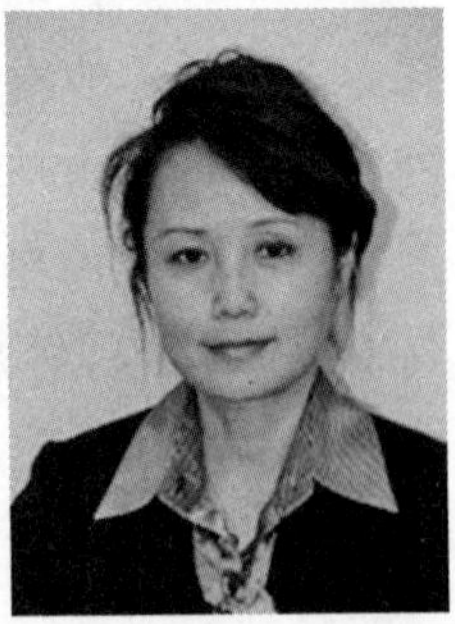

副主任医师。北京市红十字会应急救护工作指导中心主任。负责推进红十字会应急培训体系化、规范化建设。在担任北京红十字会卫生救护培训中心副主任、主任期间，负责急救教学及向公众开展培训，担任《自救互救》等急救读物教材主编，负责初、中级急救员、急救员师资教学计划及大纲的编写，创建急救员培训教育体系。

2014年被中国医学救援协会聘为全国急救灾害医学科学传播专家团副团长。编著《新编急症手册》，任《中国灾害救援医学》（2013年国家出版基金资助项目）全书副总主编。

金守福

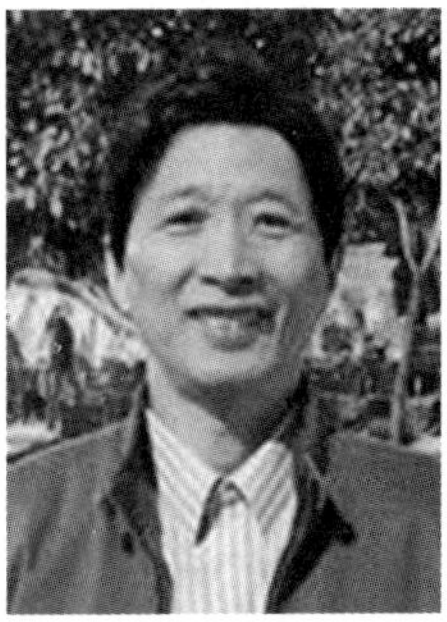

高级工程师。北京城市科学技术研究院副院长、中国医学救援协会志愿者总队副总队长。长期从事部队后勤、医院管理、从业人员职业资格制度研究、标准制定和考试管理工作。主要著作有:《帮你轻松通过道路运输从业资格考试》《贵宾驾驶员专业能力培训教材》《英国出租车驾驶员职业资格研究》《美国机动车维修人员ASE能力研究》等。主持或参与了《贵宾驾驶员专业能力标准》《道路旅客运输从业人员职业标准》《道路危险货物运输驾驶员职业标准》《汽车驾驶教练员职业标准》《机动车检测维修专业技术人员执业资格考试办法》等标准制度的制定工作。

李宗浩

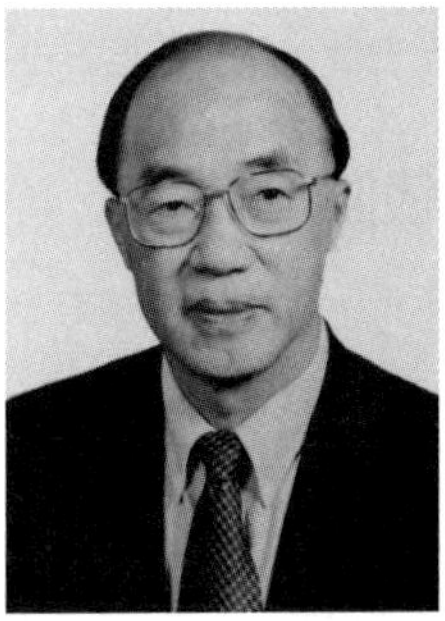

主任医师，教授。中国科协委员，中国医学救援协会常务副会长兼秘书长，中国灾害防御协会救援医学会会长，中国医师协会急救复苏专业委员会主任委员，《中国急救复苏与灾害医学杂志》社总编辑，徐州医学院救援医学研究所所长。长期从事急救、复苏、灾害医学事业，是当代国内外有重要影响的急救专家。20世纪80年代初代表中方与意大利政府商谈建立北京急救中心，“中心”建成后担任北京急救中心领导工作。1986年筹建中华医学会急诊分会，担任首届副主委兼秘书长。获国务院特殊贡献津贴，被联邦德国授予空中救援总部荣誉会员。2014年被中国科协聘为“全国急救灾害医学首席科学传播专家”。多年来还一直筹建中国空中医学救援事业，并在德国、美国进行空中急救实践和理论研究。著作有《现代急救医学》《现代救援医学》《生命在自己手中》《第一目击者》《首席专家李宗浩谈急救》。作为总主编获得了2013年度国家出版基金资助项目的《中国灾害救援医学》是国际急救领域里罕见的重要科学著作。

吕建农

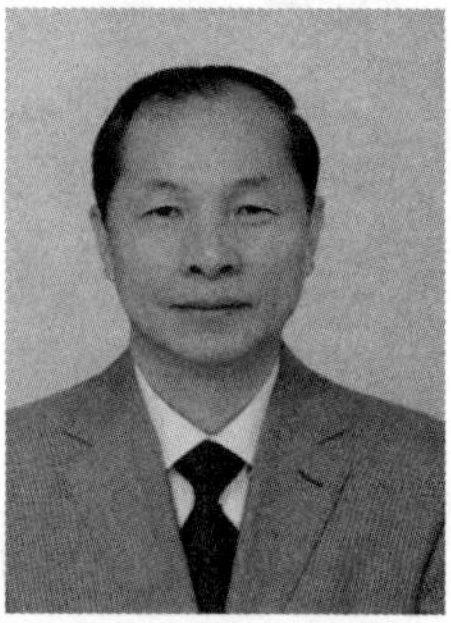

主任医师，副教授，硕士研究生导师。徐州医学院急救与救援医学系副主任兼徐州医学院灾害救援与重症医学教研室主任、徐州医学院救援医学研究所副所长、徐州医学院附属医院急诊重症医学科主任。早年积极参与徐州医学院麻醉学专业的建设与发展，做了大量具体而有开创性的工作。2006年执笔原卫生部我国首部急诊专科医师培养标准细则和急诊专科医师培训基地标准，起草《2009中国心肺复苏指南》，主编《创伤学》《灾害医学》教材，副主编《中国救援医学》中卷等十余部教材和专著，是率先在我国高等医学院校开设急救医学专业本科学历教育的主要策划和实践者之一，并于2010年作为项目首席专家成功申报由国家财政部专项基金资助的——医学救援实训基地，是徐州医学院急救与救援医学系和徐州医学院救援医学研究所的主要创始人之一。

钱阳明

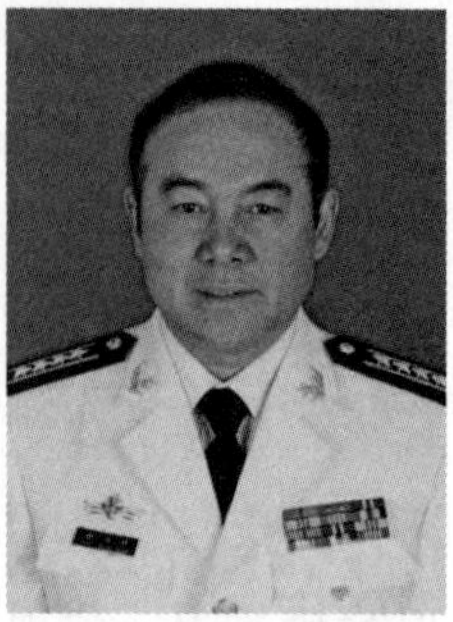

海军总医院专家组成员，主任医师，硕士生导师。中国医学救援协会副秘书长、中国医学救援协会水系灾害救援分会会长。从事海军卫勤组织指挥与研究、公共卫生事业管理和医院管理30余年，在现代医院管理、公共卫生事业管理、应急医学救援、水系灾害的医学救援方面有较深造诣。2008年获“全国抗震救灾英雄集体”荣誉称号；2011年9月，作为编队副指挥员兼海上医院院长，带队执行拉美四国海外医疗服务任务，受到军委首长的高度评价。发表的主要论著:《医院船海外医疗服务指南》《海战外科学》《医院船卫生勤务学》《灾害医学》《军队医院管理学》以及《海战落水伤员早期救治》。在研课题5项，其中作为首席专家承担国家“863”计划重大项目2项，全军及海军课题3项。曾获军队医疗成果奖二等奖1项，军队科技进步奖二等奖2项。

盛继军

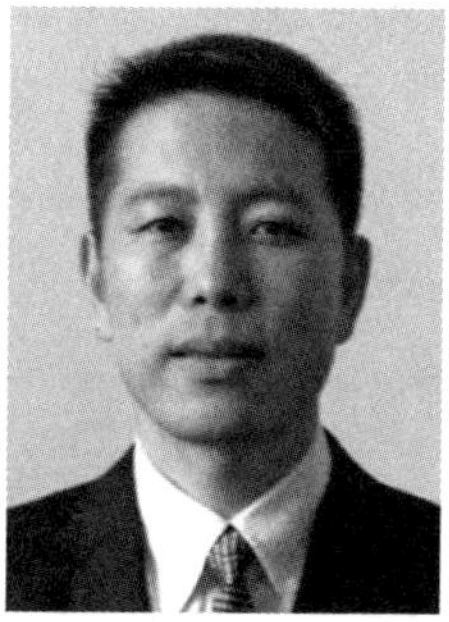

高级政工师。上海市浦东新区医疗急救中心主任、党总支书记。曾参与科研项目有：“院前急救医疗救护员的引入及分类救护方案中应用的可行性研究”“车载院前急救电子病历系统的研制及应用研究”“急性心肌梗死院前溶栓治疗的安全性和有效性”等。发表论文《国有民营体制医院党建工作探索》《把握患者心理 运用人际沟通技巧 建立良好的医患关系》《以院务公开为抓手 推动医院健康持续发展》等。

史　红

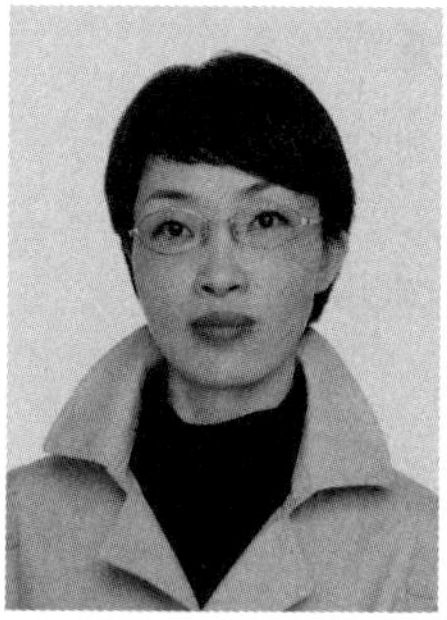

浙江省医学科学院研究员，硕士生导师。浙江省“151”人才第二层次培养人员。从事药理学研究近30年。已主持完成国家科技部“十五”攻关项目分项目、国家中医药管理局中医药科学技术研究专项、浙江省自然科学基金、浙江省科技厅科研院所专项、浙江省医药卫生重点项目及浙江省医药卫生优秀青年科技人才专项基金等多项纵向课题，为药学重点学科和营养学重点学科骨干；主要成果获浙江省科学技术奖二等奖，浙江省医药卫生科技创新奖二等奖及浙江省中医药科学技术创新奖二等奖。发表SCI论文及国内一级期刊论文计50余篇，参与编写药理学相关著作7部，获自然科学优秀论文奖多篇。已培养硕士研究生若干名。

田建广

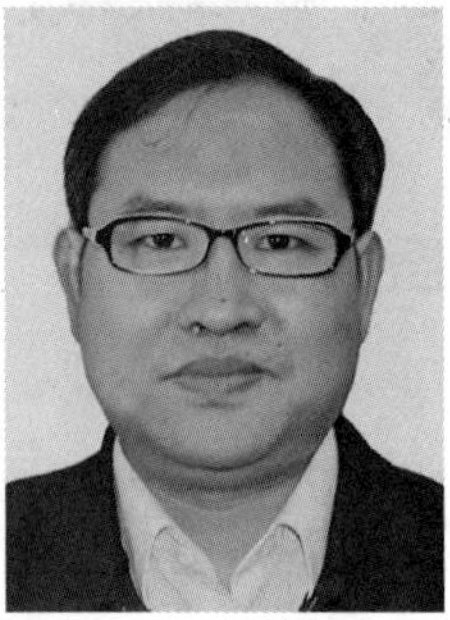

医学博士，博士后。上海市医疗急救中心质控中心秘书，主要负责院前急救的行业管理和政策制定，急救知识的培训与普及。主编《生物核磁共振》，参编《中国外科年鉴》《临床烧伤外科学》《功能神经影像学》《中国灾害救援医学》，组织编写《2010美国心脏协会心肺复苏及心血管急救指南》《院前创伤急救》等。在国内外发表文章40余篇。曾获总后勤部授予“科技创新模范”荣誉称号，军队科技进步奖三等奖、上海市科学技术奖一等奖。

王　梅

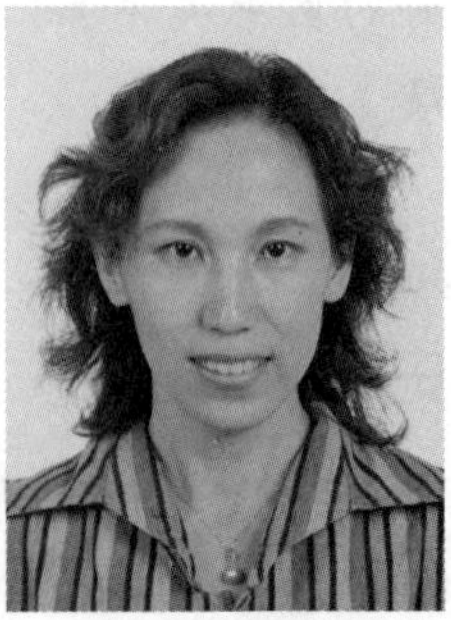

北京首都国际机场医院副院长，主管机场应急救护、民用航空应急救护培训基地工作。同时任中国民航航空医学高级专业技术评审委员会专家库成员，中国民用机场应急救护专业委员会常委，《现代民航急救医学》编辑委员会副主任委员。

吴永平

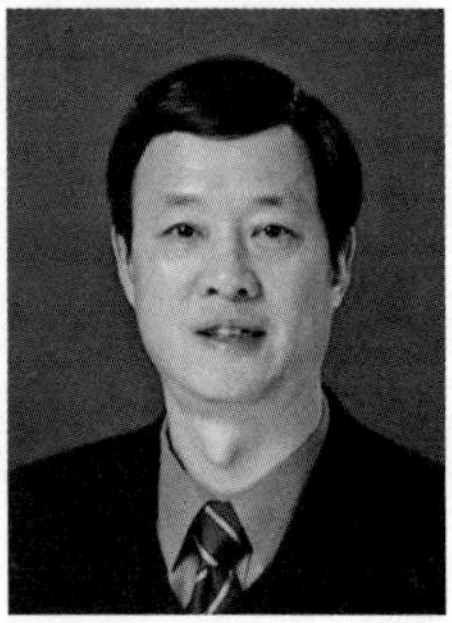

徐州医学院院长，教授，硕士生导师。国家级“麻醉学专业人才培养创新实验区”负责人，国家级“高等学校特色专业建设点（临床医学）”负责人，江苏省“麻醉与镇痛应用技术重点实验室”负责人，中国救援医学协会常务理事。主要从事病理学临床、教学、科研工作。近10年承担参与教育厅、卫生厅课题5项，主要研究方向为肿瘤相关发生发展的分子生物学研究，指导硕士生10余名，多篇论文发表在国家级、省级期刊。主编《病理学》《病理学实验指导》，参编图书3部。“适应新世纪卫生体制改革方向的社区医学人才培养理论研究与实践”获江苏省教学成果奖二等奖。“医科社区医学教学基地建设研究与实践”获首届淮海进步奖三等奖。2010 年获“江苏省有突出贡献的中青年专家”称号。

许 铁

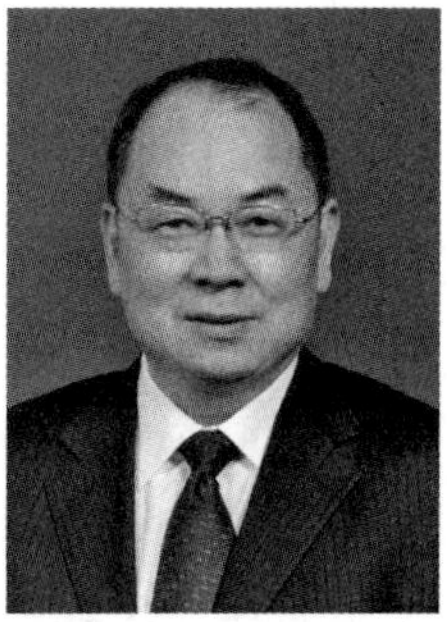

教授，主任医师。徐州医学院急救与救援医学系主任，救援医学研究所副所长徐医附院急救中心主任。近 5 年承担各级科研课题 10 项。发表科学论文 100 多篇，出版教材或专著 9 部。先后获江苏省、徐州市科技成果奖 5 项，新技术引进奖 4 项，获江苏省教学成果特等奖 1 项。主编教材《急救医学》被评为江苏省精品教材。

严 晓

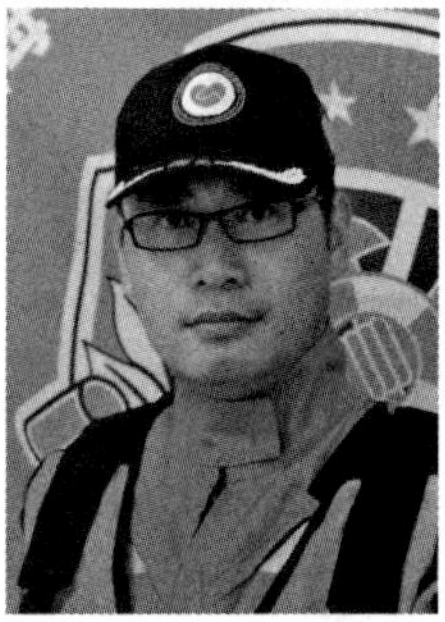

博士。上海海关学院讲师，从事公共危机与应急管理研究，厚天减灾救援公益促进中心常务理事长、厚天应急救援总队政委。现承担国家哲学社会科学基金项目青年课题、上海市哲学社会科学课题青年项目，参与国家自然科学基金非常规突发事件应急管理重大研究计划培育项目、国家自然科学基金项目、国家社科重大研究项目、教育部应急项目、上海市政府重大政策咨询等项目研究。在《政治学研究》《经济体制改革》等核心期刊上发表学术论文多篇。

应旭旻

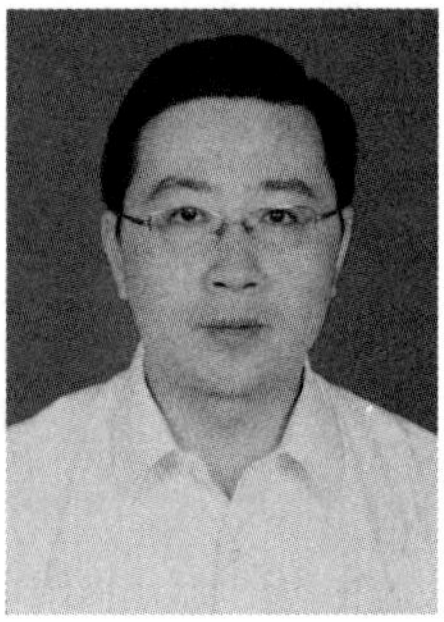

医学博士，主任医师，硕士生导师，杭州市新世纪“131”人才培养人选。杭州市急救中心书记、主任。主要学术成就：先后主持承担国家自然基金、省自然基金、省卫生厅、省中管局等科研项目十余项，在国家级、省级刊物发表论文二十余篇。

郑静晨

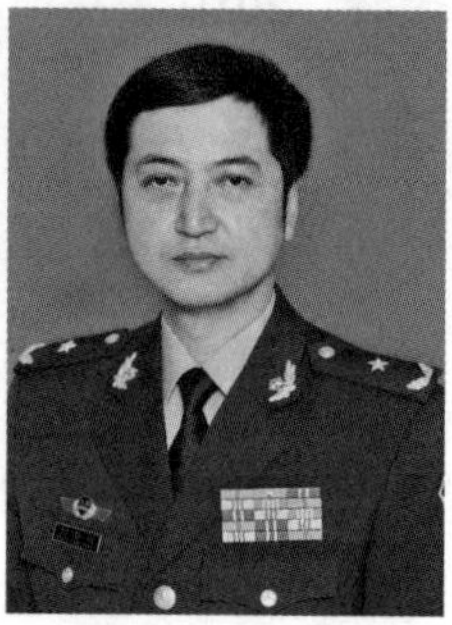

医学博士，教授，博士生导师，武警少将警衔。武警总医院院长、国务院应急管理专家组专家、中国国际救援队副总队长兼首席医疗官、中国医学救援学会副会长。2011年12月8日，当选为中国工程院工程管理学部院士，成为武警部队组建以来第一位院士。作为我国灾害救援医学的主要开拓者之一，主持构建了灾害救援医学工程体系。曾获国家科技进步奖一等奖、二等奖各1项，省部级科技成果一等奖5项。参与发起成立了中国国际救援队，先后25次参加或组织了国内外等重大救援行动，他带领的灾害救援医学研究所荣立集体一等功、荣获“军队科技创新群体奖”。先后19次参与或组织印尼海啸、海地地震、汶川地震等国内外重大灾害救援行动，荣立一等功1次、三等功5次，并荣获“中国医师奖”“杰出救援医学专家”荣誉称号，2010年当选年度“全国优秀医院院长”。

朱勤忠

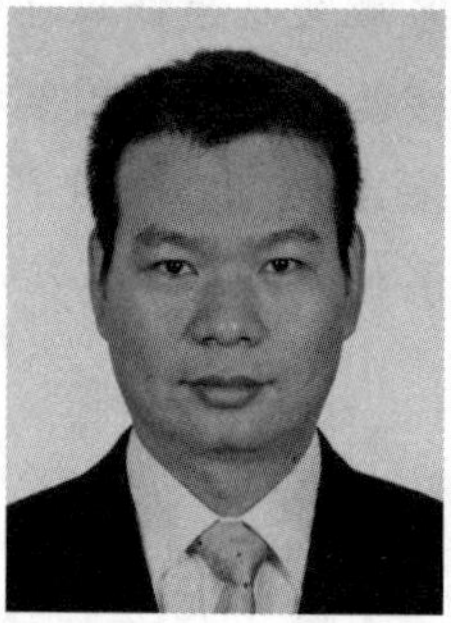

硕士。上海市医疗急救中心主任、上海市院前急救质量控制中心主任，上海市医学会灾难医学专科分会副主任委员。1996—2011年任职于上海市卫生局医政处，长期从事政策调研制定和医疗事务管理等工作，发表论文数十篇。

朱庆生

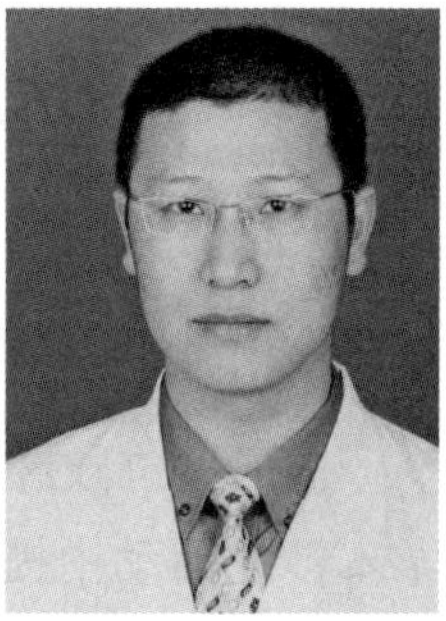

北京市朝阳区紧急医疗救援中心主任，副主任医师。主持课题研究：区域急救网络社区化培训模式的研究（2010年）；区域中小学试点开设《灾害事故自救互救技能》课程的研究（2011年）；建立区域灾害事故自救互救社区志愿者工作体系的研究（2012年）；区域紧急医疗救援体系建设的研究（2013年）。

邹圣强

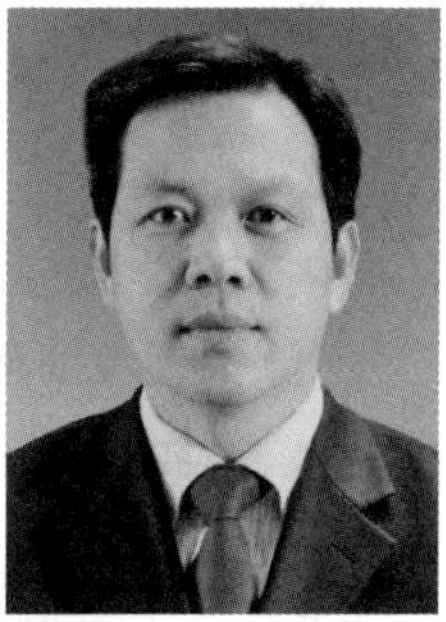

主任医师，教授，硕士生导师，江苏省333工程培养对象，镇江市医学重点人才，镇江市“169”人才培养对象。江苏大学临床医学院灾难与急救医学系主任、江苏大学灾难医学教研室主任、江苏大学附属镇江三院党委副书记、副院长。主要研究方向：心肺脑复苏等急危重病症的基础与临床研究；群体性伤害与灾难医学救援的基础和临床研究。主持多项国家、卫生部及省市科学基金的研究，已发表中文核心期刊论文12篇。曾获江苏省科技进步奖三等奖、镇江市科技进步奖三等奖、江苏省“新长征突击手”“镇江市政府科技先进工作者”和“江苏大学优秀临床带教老师”称号。

部分媒体报道

要让医学救援真正成为城市维稳“第三支力量”

国内多位救援医学专家在日前于杭州举行的中国科协第 87 期新观点新学说学术沙龙活动中提出，医学救援是城市常态下维护社会稳定的“第三支力量”。但目前社会上对其重要意义和作用认识存在不足，专业、科学、规范的急救网络体系及公民急救技能培训机制亟待进一步健全完善。

“警察、消防、急救是社会常态下维护稳定的三支力量，但当前社会特别重视警察的治安、消防的救灾能力建设，相比之下对于医学救援重要性的认识还不够。”中国医学救援协会常务副会长、首席急救专家李宗浩教授指出，无论是社会常态化的医疗急救、还是突发灾害时的应对，医学救援力量都至关重要，但目前国内在医学救援体系的建设中还存在不规范、不科学的地方。

“除了急救网络建设与欧美发达国家在硬件设施上存在差距外，面向全社会的规范、科学的急救知识技能培训机制建设更明显落后，甚至连许多参与灾害救援的人员都不懂急救知识、时常会造成二次伤害。”李宗浩表示，许多发达国家在现代医疗急救服务及公民急救技能普及上已有成熟的经验，我们应该结合国情来积极学习、借鉴。

与会专家普遍认为，“急救”一定要冲出医院围墙、立足现场，一方面专业人员要提升处置常态急救和突发灾害救援的能力，另一方面要通过更多的专业机构和科普社区做好公民急救知识的普及培训，从而最大限度地提升社会的救援能力、保障公众的健康安全。

据悉，此次学术沙龙由中国医学救援协会承办，也是中国科协主办的新观点新学说系列学术沙龙在今年举办的首次活动，共有来自国内医学救援相关领域的 40 余名专家学者参与研讨。

（新华网浙江频道）

人人都应学点现场急救

近日，在中国科协主办、中国医学救援协会承办的“医学救援的第三支力量与志愿者队伍”学术沙龙上，专家指出急救要冲出医院围墙、立足现场，突发灾害事件的现场急救需要公众参与。

在医学救援中，“第一目击者”是否掌握急救治疗知识和技术非常重要，往往关系到能否挽救患者的生命。

中国医学救援协会常务副会长、首席急救专家李宗浩指出，突发灾害事件的现场处置离不开现场医学救援，“第一目击者”不一定是医生，更多可能性是不具备医学背景的普通公众，因此有必要对公众进行规范的医学救援培训，向他们传授相关的急救技能。

近年来，“医学救援志愿者”一词逐渐进入公众视线，成为突发灾害事件发生时的一支重要救援力量。专家认为，在发展志愿者队伍的同时，还需对他们加强规范和引导。

《健康报》

在中国科协近日主办的新观点新学说学术沙龙上，专家表示：

医学救援急需“第三支力量”

云南鲁甸地震、四川雅安地震，一次次突发性灾害事件的救援行动中，医学救援都是必不可少的一个重要环节。在近日由中国科协主办、中国医学救援协会承办的“医学救援的第三支力量与志愿者队伍”新观点新学说学术沙龙上，专家指出，急救要冲出医院围墙、立足现场，突发灾害事件的现场急救需要公众参与。

“我们往往会忽略医学救援在现场、在社区面对常态和突发事件中的作用，我认为警察、消防和医学救援这三支力量同样重要。”中国医学救援协会常务副会长、首席急救专家李宗浩解释说。

“城市中的医学救援主要以120为主。但现在城市规模扩大，交通堵塞的情况越来越严重，120不一定能在最快的时间赶到现场。但医学救援离病人、离现场越近，效果就会越好。”徐州医学院急救系主任吕建农认为，应该建立完善的社区救援体系，通过医疗站等机构在社区中给老百姓普及知识和技能，让老百姓能够自救互救。

对此，浙江省宁波市急救中心主任陈长水表示，近期相继发生的新疆多起闹市区恐怖袭击以及杭州公交车纵火案等事件，也值得反思。

“发生各种灾难，原因各不相同，但是如何减少灾难带来的影响，应该思考。”陈长水说，急救部门从接到报警到现场，过程由于城市交通的影响，是无法估计的。“也许10分钟赶到了，但这个时间从生命的角度来讲，还是不够快，所以现场救援十分重要。”

从各类突发事件的现场医学救援情况看，我国目前医院急救的力量相对比较弱。同时，医学救援的机制不够完善，力量较为分散。陈长水说：“尤其是到现场的时候，缺乏统一高效的现场救援和管控。这一点在汶川地震的时候体现得很明显，我们的志愿者都热心地去了，但是救援不科学。”

“医学救援志愿者”一词近些年逐渐进入公众视线，也成为一支重要的医学救援力量。专家们认为，志愿者三姓，姓法、姓情、姓科，即要懂法、重情、进行科学救援。把志愿者的力量动员、整合起来，纳入救援工作体系，进入救援队伍序列，科学规范其队伍的体系结构，从组织管理、准入途径入手，并进行科学、专业化的培训和引导，对未来灾难医学救援事业的发展有着极其重要的现实意义。

李宗浩认为，我国应对严峻的突发灾害挑战和常态下公众对急救需求急迫增长态势下，建议立足国情、参照发达国家（以及我国香港地区）的急救体制成功经验，对现有的医疗急救组织体制、队伍及运行模式进行改革，成立与警察、消防并列的“第三支力量”，以求从根本上破解难题。

专家们提出，中国现行的急救体制应演变成急救医疗服务体系（EMS），以适应常态下和灾害事件的救援，并且对志愿者进行规范、国际化的普及培训。要尝试着结合医学救援的具体方案和组织、实施情况，遴选一些专业机构和科普社区，进行试点研究和推广，从而最大限度地提升救援能力，保护公众健康。

《中国科学报》

新观点新学说学术沙龙文集（已出版）

1 科学的本源
2 生命科学的思考与畅想
3 遗产保护与社会发展
4 中医药的科学研究
5 高科技的未来
6 未来几年气候变化研究向何处去
7 教育创新与创新人才培养
8 仿真——认识和改造世界的第三种方法吗
9 环境污染与人体健康
10 发明与发现上升到科学理论的条件和过程
11 我国科技发展的文化基础
12 睡眠是医学问题还是社会问题
13 茶与茶道的科学研究
14 科技创新 – 科学优先还是技术优先
15 发展中的公共安全科技：问题与思考
16 重大灾害链的演变过程、预测方法及对策
17“冷聚变”争论
18 土地生态学——生态文明的机遇与挑战
19 生物能源与可持续发展
20 社会能计算吗
21 深部岩石工程围岩分区破裂化效应
23 新药发现——寻找维护人类健康的武器
24 数字时代图书馆的创新与共享
25 色彩与城市生活
26 国家高速公路网与经济社会发展关系
27 下一代网络及三网融合
28 中国体育：体育强国的辨析与建设
29 基因资源与现代渔业
30 青藏高原冰川融水深循环及其地质环境效应
31 DNA 条形码可以改变人类认知生物物种的方式吗
32 智能可变形飞行器发展前景及我们的选择
33 肿瘤多学科综合治疗的困惑与思考
34 高能天体物理中的热点问题
35 现代社会危机管理与风险决策
36 中医药发展的若干关键问题与思考
37 仿真是基于模型的实验吗
38 热学新理论及其应用
39 髓鞘科学——解密
21 世纪神经科学及脑重大疾病的新视角
40 合成生物学的伦理问题与生物安全
41 无污染制浆新技术
42 心理论，心技术，新发展——社会进化与心理进化
43 传染病的遗传易感性
44 转基因植物与食品安全
45 象思维与经络实质
46 城市发展与交通方式创新
47 物联网产业与区域经济发展
48 科技进步与工艺美术发展
49 新概念航天器
50 我国罕见疾病研究关键问题与对策
51 岩爆机理探索
52 心肺复苏、自动除颤与自救互救生命链
53 3S 技术与野生动物生境评价的结合
54 压缩感知——通信与信号处理领域中的机遇与挑战
55 板块汇聚、地幔柱对云南区域成矿作用的重大影响
56 肿瘤个性化细胞及分子靶向治疗的前景与挑战
57 无线电能传输关键技术问题与应用前景
58 复杂系统的困惑和思考
59 转基因水产动植物的发展机遇与挑战
61 中医药与转化医学
62 植物 DNA 条形码前沿探讨
63 量子信息技术前沿研究
64 传染病病原快速鉴定与溯源新技术的探索与挑战
65 生物质精炼技术与传统的制浆造纸工业
66 大气压放电等离子体核心关键技术及应用前景
67 纳米技术 – 智能采油的新出路?
68 对现有中药质量评价体系的思考
69 稀土资源绿色高效高值化利用
70 海洋牧场的现在和未来
71 三沙设施渔业模式
72 云计算与江苏新型产业链的机遇及思考
73 肿瘤放疗与副作用的差异同心圆效应
74 茶与健康的科学研究
75 不确定人工智能前沿理论和应用学术研讨
76 脑细胞外间隙：认知科学与脑病诊治研究的新空间
77 城市大气环境与健康
79“强政府、强社会”与中国体育发展
80 地球演化与全球变暖
81 超材料领域交叉学科的创新研究
82 大数据时代对建模仿真的挑战与思考
83 新型疫苗研发面临的挑战及关键技术
85 新概念造纸技术与纸基功能材料
86 网络药理学——中药现代化的新思路与新方法